肺移植后
"新肺"健康手册

Caring for Your "New Lungs"

A Post-Transplant Handbook

名誉主编　王　辰

主　　编　代华平　陈文慧

副 主 编　赵　丽

编　　者（按姓氏汉语拼音排序）

陈　禹　陈文慧　代华平　高　宝　郭丽娟

乐知音　梁朝阳　刘智博　强光亮　孙　菁

田　野　王诗尧　王思远　王晓星　邢　斌

赵　丽　郑　爽

编者单位　中日友好医院

插图作者　张　妍（肺移植受者）　陈梦寅

人民卫生出版社

·北　京·

图书在版编目（CIP）数据

肺移植后"新肺"健康手册 / 代华平，陈文慧主编 .
北京：人民卫生出版社，2025. 3. -- ISBN 978-7-117
-37650-1

Ⅰ. R655.3-62

中国国家版本馆 CIP 数据核字第 20253MU275 号

| 人卫智网 | www.ipmph.com | 医学教育、学术、考试、健康，购书智慧智能综合服务平台 |
| 人卫官网 | www.pmph.com | 人卫官方资讯发布平台 |

肺移植后"新肺"健康手册
Feiyizhi hou "Xinfei" Jiankang Shouce

主　　编：代华平　　陈文慧
出版发行：人民卫生出版社（中继线 010-59780011）
地　　址：北京市朝阳区潘家园南里 19 号
邮　　编：100021
E - mail：pmph @ pmph.com
购书热线：010-59787592　　010-59787584　　010-65264830
印　　刷：北京顶佳世纪印刷有限公司
经　　销：新华书店
开　　本：787 × 1092　　1/32　　印张：5
字　　数：77 千字
版　　次：2025 年 3 月第 1 版
印　　次：2025 年 3 月第 1 次印刷
标准书号：ISBN 978-7-117-37650-1
定　　价：58.00 元

打击盗版举报电话：010-59787491　　E-mail：WQ @ pmph.com
质量问题联系电话：010-59787234　　E-mail：zhiliang @ pmph.com
数字融合服务电话：4001118166　　E-mail：zengzhi @ pmph.com

编 者

编　者（按姓氏汉语拼音排序）

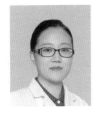

陈　禹

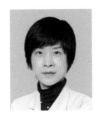

陈文慧

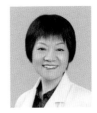

代华平

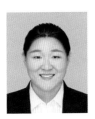

高　宝

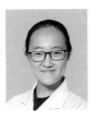

郭丽娟

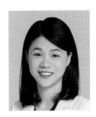

乐知音

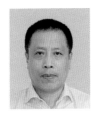

梁朝阳

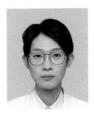

刘智博

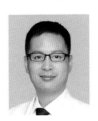

强光亮

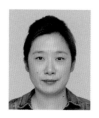

孙 菁

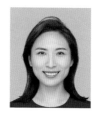

田 野

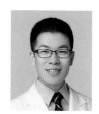

王诗尧

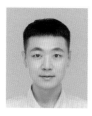

王思远

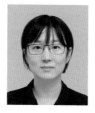

王晓星

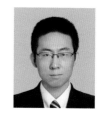

邢 斌

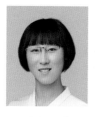

赵 丽

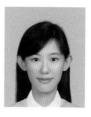

郑 爽

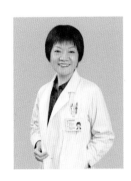

代华平

主任医师,二级教授,博士研究生导师

国家呼吸医学中心副主任

中日友好医院呼吸中心副主任,内科教研室主任

中华医学会呼吸病学分会常务委员兼副秘书长

中华医学会呼吸病学分会间质性肺疾病学组组长

中国医师协会呼吸医师分会副会长兼总干事

《国际呼吸杂志》与《中国临床医生杂志》副主编

Chin Med J、*Curr Med Sci*、《中华结核和呼吸杂志》编委

承担国家科技部重点研发计划项目、国家自然科学基金项目等课题

在 *AJRCCM*、*ERJ*、*Chest*、中华医学系列杂志等发表论文 100 余篇

主编、副主编专著 / 教材 10 余部

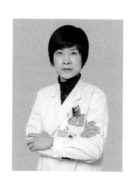

陈文慧

主任医师,副教授,硕士研究生导师

中日友好医院呼吸与危重症医学科副主任兼肺移植科副主任

国家卫生健康委员会肺移植专业质控中心副主任

中国康复医学会呼吸康复专业委员会副主任委员

中华医学会呼吸病学分会呼吸危重症学组委员

应广大肺移植患者、关注肺移植工作的读者和有关医务工作者的要求，我们编写了这本有关肺移植基本知识、肺移植术前评估、手术过程、术后治疗以及术后管理和注意事项的手册，旨在适时有效地巩固手术治疗成果，帮助肺移植患者尽早开始新生活。

2017年，中日友好医院肺移植中心挂牌成立。中心成立伊始，即以稳健、有力的步伐不断进步，目前已取得不俗的成绩。转眼七年过去了，应该说，这七年不容易、不平凡，值得总结和铭记。随着社会影响和需求的不断扩大，中日友好医院肺移植中心的工作不断深入，医疗质量和服务水平不断提升，受到了上级领导、专家和同行一致的肯定和好评。

根据不同时期的社会需求，我们有计划地举办了患者教育讲座和医患联谊活动，内容涉及肺移植后的自我管理、居家护理、长期随访、营养管理、用药管理、排斥表现及应对措施等。此外，中心还建立了肺移植患者新肺健康之家和肺移植患者网络交流群，开通了

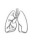

随访电话,方便患者及家属随时线上听取讲座,开展互动交流,讲座专家随时答疑解惑,解决大家遇到的各种问题,澄清许多错误或模糊认识,避免了一些问题的发生,受到各方面的高度认可和好评。应该说开办讲座等措施,已经成为肺移植工作的重要组成部分,形成了特点鲜明的"北京特色",吸引了广泛的关注。

但是,随着时间的推移,手术人群不断扩大,患者普遍存在着对讲座内容收听不及时、保存形式不恰当、众多讲座难以听全、不便查询等问题,加之受众的年龄差异大,获取这些知识的能力不一,记忆理解存在偏差、误解甚至以讹传讹等诸多问题,如"海鲜能不能吃""茶和饮料能不能喝""葡萄加柚子就是葡萄柚也不能吃"等认识误区。对这些问题如何以正视听,让更多人正确理解讲座内容,记住授课内容,真正受益,将讲座内容用一种喜闻乐见、方便查阅、易于长久保存的形式固化下来,编写这本《肺移植后"新肺"健康手册》就成为一件十分必然和迫切的工作。

本书是在七年积累和不懈探索的基础上,本着专业、规范、简明、实用的原则,经有关人员反复查阅、修改、论证,编撰而成,作为手术和治疗的补充材料,为广大患者、相关读者和医务工作者提供参考和指导。当然,此书仍存在诸多不足和问题,我们将在今后工作中,不断完善和改进,使其内容更丰富、特色更鲜明,使我们的工作更上一层楼。

代华平　陈文慧

2024 年 10 月

目 录

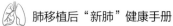

第一章 肺移植概述

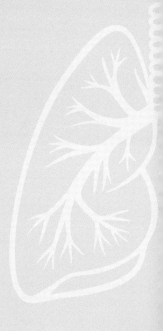

一、肺移植发展史

肺移植的动物实验研究始于 20 世纪 40 年代的苏联,此后在众多动物实验研究的基础上,1963 年美国第一例临床肺移植手术成功,受者存活 18 天,最终死于肾衰竭和营养不良。尽管结局不尽如人意,但手术证实了肺移植技术的可行性。在随后的 20 年中,肺移植处于低潮期。1971 年 Derome 给 23 岁的终末期硅肺(曾称矽肺)患者实行了右单肺移植,术后患者出现支气管吻合口狭窄,虽然受者只存活了 10 个月,但他是 1963 年至 1983 年间所报道的 40 例肺移植患者中存活时间最长的一个。随后,Veith 等对肺移植的发展,特别是在预防吻合口狭窄等支气管合并症方面作出了许多贡献。

20 世纪 80 年代,随着外科技术的进步和坏孢素的问世,肺移植患者的存活率得以提高。从此,肺移植与其他脏器移植一样,进入了一个活跃的发展期。1981 年,斯坦福大学的 Reitz 等为原发性肺动脉高压患者成功进行了心肺联合移植并保证受者长期存活。1983—1986 年,Cooper 领导的多伦多肺移植团队先后报道了特发性肺纤维化患者接受单肺移植、肺气肿患者接受双肺移植的手术案例。至此，人类单肺、双肺及心肺联合移植3种主要术式均在临床相继获得成功，更进一步促进了肺移植在世界范围的广泛开展。肺移植已真正成为临床上各种晚期肺部疾病，如阻塞性、限制性、感染性及血管性肺疾病的有效治疗手段。

20世纪90年代初，肺移植病例数开始迅速增加，至2013年后基本稳定在每年4000余例。其中，美国肺移植病例数最多，其次是英国、法国和德国。目前平均1年存活率超过80%，3年存活率超过60%，5年存活率超过50%，7年存活率超过30%。

我国肺移植起步较早，1979年中日友好医院首任院长辛育龄教授在北京为2例肺结核患者开展了肺移植手术，虽然因急性排斥反应及严重感染而后续切除了移植肺，但此次实践完成了肺移植手术操作流程的建立及可行性的探索，为国内肺移植的开展奠定了基础。经过十余载探索发展，特别是环孢素等新型免疫抑制剂的广泛应用，急性排斥反应得到有效控制。1995年，首都医科大学附属北京安贞医院陈玉平教授为终末期肺纤维化患者成功实施左单肺移植并获长期生存；1998年又为原发性肺动脉高压患者在体外循环下成功行双侧序贯式肺移植,同样获得长期生存。其后长达 10 余年的时间内,国内多个医疗中心进行了肺移植的个案探索,均有长期存活的病例报道。但是受制于供体短缺、治疗费用高昂、操作复杂和手术风险高等因素,肺移植在国内未形成规模化发展。

进入 21 世纪,随着肺移植手术技术、免疫排斥及感染控制等围手术期管理进一步成熟,在以陈静瑜教授为代表的一批胸外科专家持续努力下,我国肺移植进入高速发展阶段,年总手术量达到数百例,并且在手术技术、术后生存等方面向国际水平靠拢。中日友好医院肺移植工作的开展也紧跟国际、国内的步伐。1982 年建院后,在首任院长辛育龄教授的主持下,进行了大量肺移植相关临床前研究;其后在 20 世纪 90 年代末,赵凤瑞教授与多家医学中心联合实施了 3 例临床肺移植;2004 年,刘德若教授成功完成长期生存肺移植病例手术,标志着中日友好医院肺移植进入成熟发展阶段。在时任院长王辰院士的大力推动下,于 2017 年成立肺移植中心,请陈静瑜教授作为肺移植学术带头人,中日友好医院肺移植手术取得突破性发展,在其后历任院领导、全体同仁的共同努力下,中日友好医院已经成为年手术量超 100 例的大型肺移植中心。

（田　野　梁朝阳）

二、肺移植适应证

作为慢性肺部疾病患者,您需要了解肺移植可以作为终末期疾病治疗方法,并且应该深刻地理解一点,即肺移植和吃药、输液、康复、手术等治疗一样,是为了让您有生活质量和生命尊严地延长生命长度的选择之一,当然这是一个重大的选择。所以,首先您需要了解您的身体和疾病究竟在什么情况下需要考虑接受肺移植手术。

1.哪些疾病可以通过肺移植达到延长生命、改善生活质量的目的呢?

临床实践和指南支持包括慢性阻塞性肺疾病、间质性肺疾病、支气管扩张症(包括囊性纤维化)、肺动脉高压等终末期肺疾病,可以接受肺移植手术。当您不确定自己是否适合肺移植手术的时候,您可以到肺移植门诊进行咨询和了解,医生会解答您的问题。

2.您需要知道,对于肺部原发疾病,在考虑移植之前,您应该接受针对原发病的规范和充分的药物、康复、介入及手术等治疗,这是尽可能提高生活质量、推迟肺移植时机、延长总生存期的一个很重要的举措。

3. 您需要了解自己病情进展到何种程度时应该在肺移植中心就诊和登记。

(1)肺移植和肝、肾等器官移植一样,供体来源于爱心捐献者的捐献,从准备移植等待供体开始,需要的时间长短不一。因此,在肺病进展到功能失代偿阶段的早期即应该到移植中心进行评估,最大程度降低等待供肺过程中因病情加重而导致死亡或使移植手术风险增加的可能。

(2)当您观察到自己出现以下症状时,应咨询您的主诊医师或到肺移植中心就诊:

▶ 呼吸困难,尤其是活动时呼吸困难,包括不能快走、爬坡、上楼梯等。

▶ 运动或日常活动能力下降。

▶ 吸氧量增加或静息指氧饱和度低于 90%。

▶ 咳嗽加重。

▶ 咯血,尤其是大咯血。

▶ 持续下肢水肿。

(3)当您患有特发性肺纤维化、特殊类型肺动脉高压(肺小静脉闭塞症或肺毛细血管瘤病)、囊性纤维化等疾病时,应尽早在肺移植中心登记评估。

▶ 在达到肺移植指征前,定期随诊,或有病情变化时及时与移植中心联系。

▶ 必要时准备制氧机和/或无创呼吸机,并和医生明确您进行家庭氧疗或使用呼吸机(图1-1)的方法和目标(包括时间、参数)。活动时多数患者会出现指氧饱和度减低,应在活动时适当提高吸氧浓度。

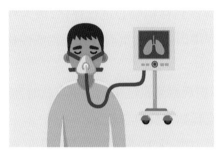

图1-1 家庭无创呼吸机使用

▶ 观察期应备有指氧饱和度检测仪,并定期检测指氧水平,目标是保持大部分时间指氧饱和度不低于90%。

▶ 定期复查,包括胸部CT、血气分析、肺功能、心脏超声、六分钟步行试验等。

(4)您需要明白,当医生建议您接受肺移植手术时,意味着您因肺部疾病导致死亡的概率显著增加,此时应积极接受肺移植手术。您除了要考虑等待供肺期间因病情加重所致死亡的可能外,也要考虑病情加重后身体机能下降导致移植手术风险增加的可能。

(5)详细的肺移植指征评估需要在有经验的移植中心进行一系列检查后完成。不同肺部原发病的肺移植指征不同,您可以与您的移植医生就这些问题进行详细讨论。

(郭丽娟)

三、肺移植禁忌证

您需要知道,肺移植手术是风险相对较高的手术,应严格把握手术指征,才能帮助您从手术中获益最大化,而禁忌证提示手术不能获益甚至加速疾病恶化,必须引起重视。存在绝对禁忌证的情况下不能进行肺移植手术,而相对禁忌证提示手术风险增加,需要根据您的具体情况,讨论是否在术前或术中进行相关治疗,再进一步讨论手术指征。

根据《肺移植候选者选择共识》(国际心肺移植协会 2021 年更新),肺移植禁忌证包括:

(1)复发 / 死亡风险高的恶性肿瘤。

（2）肾衰竭：急性肾衰竭肾功能恢复可能性低；严重慢性肾功能不全,除非考虑肺-肾联合移植。

（3）肝衰竭：急性肝衰竭；肝硬化合并门静脉高压/合成功能障碍,除非考虑接受肺-肝联合移植。

（4）活动性感染：感染中毒性休克；活动性肺外或全身感染；活动性结核感染；存在病毒复制的人类免疫缺陷病毒（HIV）感染。

（5）术前机体功能状况差且术后康复概率低（如长期卧床、严重肌萎缩等）。

（6）30天内新发生的卒中、认知功能障碍。

（7）患者个人因素：多次教育后医嘱依从性仍不佳,存在烟草、电子烟或毒品（包括大麻、静脉毒品）使用或依赖。

（郭丽娟）

第二章 肺移植手术

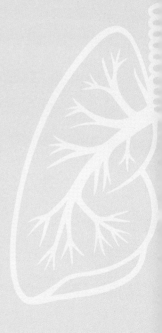

一、肺移植术前评估

为了确定您是否适合接受肺移植手术,您需要经过完整的术前评估(图 2-1)。如果在评估中发现您有潜在的恶性肿瘤或除肺疾病之外的其他严重健康问题,您可能不适合进行手术。

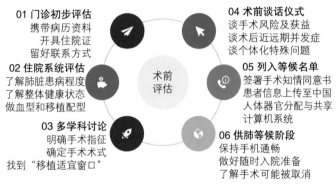

01 门诊初步评估
携带病历资料
开具住院证
留好联系方式

02 住院系统评估
了解肺脏患病程度
了解整体健康状态
做血型和移植配型

03 多学科讨论
明确手术指征
确定手术术式
找到"移植适宜窗口"

术前评估

04 术前谈话仪式
谈手术风险及获益
谈术后近远期并发症
谈个体化特殊问题

05 列入等候名单
签署手术知情同意书
患者信息上传至中国
人体器官分配与共享
计算机系统

06 供肺等候阶段
保持手机通畅
做好随时入院准备
了解手术可能被取消

图 2-1　肺移植术前评估流程

1. 门诊初步评估

首先,您将前往肺移植门诊进行初步面谈。医生会根据您的病历资料,判断您是否适合肺移植,并回答您和家属的一些问题。如果医生认为您适合,您将获得住院安排,并由专人联系住院事宜。请保持手机畅通。

2. 住院系统评估

住院系统评估通常需要一周时间,其间您将接受一系列检查,主要包括四类:

(1)了解肺脏患病程度的检查:这部分检查主要针对肺脏功能,包括动脉血气分析、肺功能、胸部 CT、CT 肺动脉造影、六分钟步行试验等,以确定您是否达到了肺移植的手术指征以及病情严重程度。

(2)了解其他脏器功能的检查:这部分检查主要关注您的其他脏器功能。要进行肺移植手术,我们需要找到的"移植适宜窗口"是:肺脏病情足够严重、需要移植,但整体健康状态足够良好,能够从大手术的创伤和术后的困难中恢复过来。您的心脏、肝脏、肾脏和消化道功能,全身血管条件,营养和康复状态等,都是这部分的检查重点。我们将根据您的合并疾病类型,有侧重、有选择地安排检查,必要时将邀请相关专科医生前来会诊。

(3)感染和肿瘤筛查:感染是肺移植术前重点评估内容之一。主要通过留取静脉血、痰或支气管肺泡灌洗液等方式来评估您体内有无细菌、真菌、病毒等病原体的感染,若存在活动性感染,我们将在术前积极治疗。肿瘤筛查主要包括肿瘤标志物和 PET/CT,部分患者因为需氧条件比较高,无法耐受外出进行 PET/CT 检查,我们将告知您和家属潜在的肿瘤风险。

（4）血型和移植配型:进行肺移植手术,血型和移植配型是必需的。移植配型主要包括人类白细胞抗原（human leukocyte antigen,HLA）和群体反应性抗体（panel reactive antibody,PRA）。术前评估时检出 PRA 阳性的患者被称为"预致敏者",这通常跟既往妊娠史、输血史等因素有关。高滴度的术前 PRA 可能降低您接受供肺的可能性,进而导致等待肺移植的时间延长,也可导致术后发生急性排斥反应的风险增加。故术前移植医生将针对这一特殊情况进行必要的预处理,以尽可能降低您在术后的排斥风险。

3. 多学科讨论

评估完成后,肺移植团队将进行多学科讨论（图 2-2）,以确认您是否适合进行肺移植。讨论涵盖了手术时机、风险和可能的术后恢复情况。肺移植虽能带来新的生存机会,但也存在手术、感染、排斥和长期服药的风险,必须在合适的情况下进行。

4. 术前谈话仪式

术前讨论后,医生将安排肺移植术前谈话,请您的主要授权委托人（通常为配偶、成年子女）务必前来参加。您和家属会详细了解手术过程、风险、术后可能的并发症等。医生将回答您的所有问题。如果评估结果显示您不适合手术,医生也会解释原因,并提供其他治疗建议。

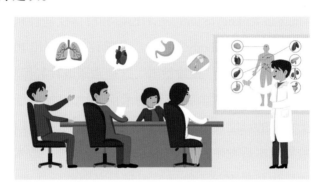

图2-2 肺移植术前多学科讨论

5. 列入等候名单

谈话结束后,您可以决定是否接受肺移植手术。如果您同意并签署相关知情同意书,医生会将您的信息录入中国人体器官分配与共享计算机系统。审核通过后,您将正式进入肺移植等候名单。

6. 供肺等候阶段

在供肺等候阶段,请注意以下事项:

(1)保持手机畅通:一旦有合适的供肺,医院会立即联系您。如果无法联系到您,机会将转给其他候选人。

（2）随时准备入院：请提前安排好住院和手术费用，以便接到通知时能立即前往医院。

（3）供肺等待时间无法预测：供肺可能需要等待较长时间，且无法预测。因此要保持耐心。

（4）应对病情变化：如果您在等待期间出现病情加重，请及时就医并通知肺移植团队，以便重新评估您是否需要紧急移植。若您不再适合移植，您的名字将从等待名单上移除。

（5）手术可能取消：即使收到手术通知，肺移植术前仍有可能因为供肺问题（如解剖结构异常或损伤）或其他不可抗力而取消手术，您将继续等待下一次机会。

（赵　丽）

二、肺移植外科手术

1. 肺移植有哪些手术方式？

肺移植手术可以分为单肺移植、双肺移植、肺叶移植、心肺联合移植（图 2-3）。移植团队会根据您的治疗需要（综合评估病情、身体基础条件等）、供肺情况以及术中各项指标最后决定采用哪一种手术方式，包括移植哪一侧肺。

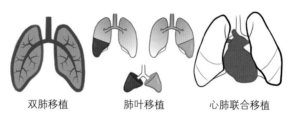

双肺移植　　　　　肺叶移植　　　　心肺联合移植

图 2-3　肺移植手术方式

2. 肺移植手术是怎样进行的?

肺移植手术通常需要很长时间,前期需要 1～2 小时的麻醉准备时间,单肺移植通常需要 4～8 小时,双肺移植通常需要 6～12 小时。如果您以前接受过胸部手术,或曾经有过肺部感染、胸膜炎、结核、气胸、胸腔积液等,因胸腔粘连将需要更多额外的时间切除原有肺。单肺移植一般为经胸部左侧或右侧切口手术,双肺移植通常为经胸部两侧切口或乳房以下胸部横切口(即 Clamshell 切口)手术(图 2-4)。

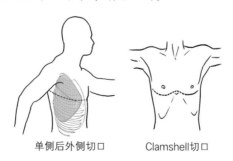

单侧后外侧切口　　　　　Clamshell切口

图 2-4　肺移植常见切口

3. 肺移植术后治疗过程有哪些?

手术完成后,患者将从手术室进入重症监护室(intensive care unit,ICU)观察,在 ICU 接受数天的治疗。在 ICU 通过气管插管由有创呼吸机辅助呼吸数天,恢复顺利,拔除气管插管及辅助的"人工膜肺"[即体外膜氧合器(extracorporeal membrane oxygenation,ECMO)]后,可以转出 ICU,回到肺移植科病房。术后恢复过程中可能会出现多种并发症,导致部分患者在ICU 停留时间及总住院时间大大延长,有时会延长几周甚至几个月。

4. 胸腔引流管有哪些需要注意的?

胸腔引流管(图 2-5)的作用是尽可能排出胸腔内的积液、积气,给新肺脏充分膨胀的空间,因此需要保持管路引流通畅,妥善固定,避免牵拉。正常胸膜每天也会分泌少量液体,所以不需要等待至完全没有胸腔积液时才拔管。通常在没有漏气、胸腔积液颜色浅、每天引流液体量小于 150ml 时,可以考虑拔管。因引流管会对活动造成不便,故无论是在翻身还是活动时,您都要格外注意保护胸腔引流管,防止脱出。

若带管时间较长,偶尔会出现固定线松脱、胸腔引流管和皮肤周围间隙变大,进而发生管路脱出、伤口漏液或胸腔进气等问题,这需要重新置管、加固缝合伤口。如果胸腔引流管不慎脱出,可以自己先用纱布压住伤口,同时尽快找医护人员处理。

术后如果发生包裹性积液或积气,原来的引流管位置和积液积气不相通,无法充分引流,医生会在超声引导下重新穿刺放置细的引流管,或者在局部麻醉下切开皮肤小伤口再放置一根粗的引流管,以改善引流效果。

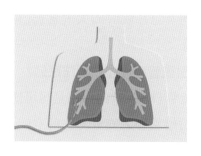

图 2-5　肺移植术后放置胸腔引流管

5. 伤口什么时候拆线?

胸腔引流管拔除后,置管处伤口的缝合线一般在3～4周拆线。手术伤口缝合钉通常在术后3～4周拆除。受胸部手术伤口长、脂肪组织厚、偏后侧伤口愈合不好等因素影响,可能会延迟拆钉或需要清创缝合。如果术前或术中使用 ECMO,大腿根部置管伤口可能发生脂肪液化、感染等伤口不愈合情况,也需要较长时间的换药、清创。

6. **术后伤口疼痛怎么办?**

肺移植手术伤口较长,需要撑开肋骨,术后带引流管时间较长,出现疼痛可口服、静脉滴注或肌内注射镇痛药物缓解。如果有痰一定要主动咳嗽,咳嗽时可用双手按扶在胸壁伤口处,减轻咳嗽振动伤口引起的疼痛,有利于有效咳嗽和排痰。

（强光亮）

三、肺移植术后早期常见问题

肺移植是实体器官移植中难度最高的,手术成功只是肺移植成功的一半,术后的康复、治疗尤为重要,尤其是当您从 ICU 返回肺移植科病房时,您和家人需要对您可能出现的问题(图 2-6)和需要达到的治疗目标有充分的认识,积极和医生、护士、药师、呼吸治疗师、康复治疗师、营养师、心理治疗师等建立良好的沟通和配合,方能渡过术后重重难关,早日康复并回归家庭和社会。下面,我们对肺移植术后早期您可能面对的问题做简单介绍。

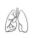

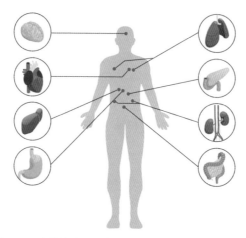

图 2-6　肺移植术后早期问题可能涉及全身各个系统

1. 排斥反应

排斥反应是肺移植术后您需要终身面对的问题。肺移植术后早期主要表现为急性排斥反应,可能导致急性呼吸衰竭,且与远期移植肺功能不良相关,一定要引起重视。若术后早期出现不明原因的发热、咳嗽、逐渐加重的呼吸困难、指氧饱和度下降、需氧量增加等情况,须警惕有无急性排斥反应发生。医生需要对您进行多次血气分析、胸部 X 线片和 / 或胸部 CT 检查、气管镜检查(包括气管镜下肺组织活检)等,以快速明确诊断并及时治疗。这时,您需要理解做上述检查的必要性和风险,积极配合诊疗。您可以和您的主诊医师进行更为详细的沟通,共同决定诊疗方案。

2. 感染

肺移植术后早期,感染是最为常见且严重的并发症。由于免疫抑制剂的使用和手术相关创伤,术后早期阶段您处于免疫功能极度低下的状态,各种感染多发。

(1)肺部是最常见的感染部位,细菌、真菌、病毒等病原体均可见,且术后早期您常常存在咳痰不充分的问题,因此需要反复多次气管镜检查,这是查明何种病原菌感染、帮助痰液充分引流、控制肺部感染的重要措施,您必须充分意识到这一点并积极配合。

(2)血液感染可见于部分术后患者,且病情更为严重,多伴有发热、畏寒、寒战等症状。如有上述情况,您应及时告知医生,需要抽血进行血液培养。如果留置有血滤管、深静脉导管、外周中心静脉导管(peripherally inserted central venous catheter,PICC)等,可能需要拔除或更换。

(3)术后早期还需要警惕尿路感染、艰难梭菌肠炎、急性胆囊炎等其他系统感染。您需要注意有无尿频、尿急、尿痛、腹泻、腹痛、恶心、呕吐等症状,及时与医生沟通。

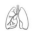

3. 胸腔并发症

（1）术后胸腔出血：一般发生于术后早期3天内，但迟发性出血也可发生于术后1个月甚至更久。因此，当观察到胸腔引流液的颜色变红及浓稠、引流量短时间内快速增多时，应及时告知医生。

（2）脓胸：脓胸在肺移植术后并不罕见，胸腔引流液变浑浊、沉淀物增多、引流管可见污秽物质挂壁现象，均提示可能发生脓胸。脓胸可能合并胸壁伤口愈合不良。脓胸意味着胸腔引流管留置时间延长，但请不要为此过度焦虑，引流充分对感染控制尤为重要，通过合理治疗绝大多数患者都能顺利康复。注意胸腔引流管留置并不影响术后康复训练过程，应坚持锻炼。

（3）气胸、皮下气肿及纵隔气肿：这些问题在肺移植术后也较为常见，可注意观察胸部、颈部、腹壁等部位有无异常肿胀及按压有无"握雪样"感觉等情况，若有则提示皮下气肿。胸腔引流瓶出现漏气或漏气量明显增多，提示可能发生气胸。需要警惕的是，气胸和纵隔气肿可能是支气管吻合口瘘的表现之一，如果漏气量很多，可能导致移植肺塌陷、吻合口不稳定等严重并发症，应及时告知医生，并遵医嘱治疗。

4. 心脑血管并发症

心脑血管并发症在肺移植术后高发,尤其在高龄、术前吸烟或既往有心脑血管疾病史的受者中。

(1)术后早期心律失常:这是与手术相关的常见问题,可能伴有心慌、头晕、呼吸困难、胸闷等不适,须及时告知医生,进行检查和治疗。需要特别注意的是,发生心律失常时应尽量保持患者处于安静卧床状态,并监测血压、心率和指氧饱和度。

(2)心绞痛、急性心肌梗死:其在肺移植术后也可见到,当有活动时胸痛,尤其是胸部压榨样疼痛等情况出现时,需警惕心肌缺血可能,及时告知医生。

(3)心力衰竭(心衰):由于手术对心脏的打击,以及术前常年的慢性肺病导致心脏受累,术后心功能储备能力普遍低下,因此心衰情况高发。您必须了解这一点,遵医嘱进行详细、合理的液体管理,包括术后早期需要克服口渴感、限制液体总入量、详细记录每日入量(包括饮水、水果、正餐等)及出量(主要为尿量,腹泻情况下应注意估测大便量)等。

5. 消化系统并发症

(1)胃食管反流:这是可能长期影响移植肺功能的不利因素,且您可能感觉并无症状。应少食多餐、避免在睡前进食、保持高枕卧位等,尽量避免或减轻症状出现。

（2）胃肠动力不足:这与术后消化道功能脆弱和手术打击相关,您需要在术后每日关注有无腹胀、排气排便是否通畅等,可酌情加用胃肠动力药和消化酶制剂。对于胃轻瘫,短时间空肠管置管是必需的,可以帮助您的胃肠功能逐步恢复。

（3）急性胰腺炎:肺移植术后急性胰腺炎与饮食、药物等因素相关,多表现为急性持续性上腹痛,可伴有腰背部放射痛。医生可能需要借助化验、腹部超声或腹部 CT 等检查明确。胰腺炎急性期需要禁食水,改变营养方式,包括进行胃肠减压和静脉营养等,您需要按照医嘱严格执行。

（4）急性胆囊炎:肺移植术后急性胆囊炎多见,且内科保守治疗成功率低。由于使用激素和免疫抑制剂,胆囊炎症通过抗生素治疗效果欠佳,易出现胆囊坏疽、穿孔等严重并发症,我们会及时为您进行腹部超声或 CT 等检查,并请外科医生评估是否需要行胆囊切除手术。

（5）对于囊性纤维化患者,应特别注意有无腹泻、大便恶臭、大便内油滴等脂肪泻症状,合理补充胰酶制剂。

6. 血糖异常

很多肺移植受者有糖尿病病史,术后由于手术打击、大剂量糖皮质激素和他克莫司等药物的应用,更容易出现血糖增高的情况。您需要知道,血糖控制不佳会导致伤口愈合不良、感染不易控制、机会性感染等问题,应在合理饮食基础上强化胰岛素治疗。术后早期均建议使用胰岛素控制血糖,长期随访期可在内分泌科调整血糖控制方案。血糖监测频率需要根据患者的血糖是否稳定以及控制达标情况酌情调整。

7. 肾功能异常

肺移植术后早期肾功能异常与手术、早期限液和肾毒性药物使用相关,且有可能需要接受短时间透析治疗。如果您存在肾功能异常,每日液体出入量管理尤为重要,还需要观察有无呼吸困难、肢体水肿等表现,严重时可能导致急性心力衰竭、肺水肿等情况。如果您需要接受透析治疗,出入量要求可能更为严格,医生制定的容量管理目标有可能变化,应及时与医生沟通。

肺移植术后早期并发症多见,除移植肺排斥、感染等问题,还有其他脏器功能障碍。因此,希望您能对自己术后可能面对的情况有所了解,并积极配合医生诊疗,最终携手赢得移植手术的成功。

(郭丽娟)

四、肺移植术后管路管理

您在接受肺移植手术时,医生会根据病情为您留置多根管路,比如胃管、中心静脉导管、动脉测压导管、胸腔引流管、尿管等。这些管路对您至关重要,下面将为您逐一讲解其作用。

(一)胃管

1. 什么是胃管?

胃管是经一侧鼻腔插入胃内的管路(图 2-7)。

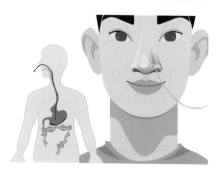

图 2-7　胃管

2. 留置胃管的目的

术后早期您的吞咽功能可能尚未恢复,我们会通过胃管灌注流质食物、水分及药物等,以维持您的机体代谢和营养需求。此外,我们通过定时回抽胃管,抽出胃内的残余物及气体以促进胃排空,降低胃潴留及误吸的发生风险。

3. **留置胃管期间的注意事项**

(1)为了妥善固定,我们会每日更换固定胃管的胶布,如有松动、浸湿,请及时告知护士更换,以防胃管脱出或移位。

(2)置管后您可能会感到咽部不适或有异物感,请您不要过度紧张,不要随意牵拉管路。

(3)鼻饲时,我们会将床头抬高至少 30°,鼻饲后,您需要继续保持原体位至少 30 分钟再变换体位,以免胃内容物反流、发生误吸。

(二)中心静脉导管

因肺移植手术中需要快速大量补液、输注血管活性药物以维持血压稳定等,医生会为您留置中心静脉导管(central venous catheter,CVC)。术后根据您的病情、用药及治疗情况,医生会尽早将 CVC 拔除,更换为外周中心静脉导管（PICC）。

1. 什么是 PICC？

PICC 是指从外周静脉穿刺置入的中心静脉导管
（图 2-8）。

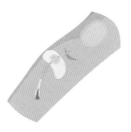

图 2-8　经外周静脉置入的中心静脉导管

2. 留置 PICC 的目的

术后早期您需要输注血管活性药物、各类抗生素、
肠外营养液等多种药物，以上药物通常具有刺激性、高
渗性，通过 PICC 输注可有效避免药物外渗引起的组
织损伤，并能减少反复多次静脉穿刺带来的痛苦，能够
满足长期输液治疗的需求。

3. 留置 PICC 期间的注意事项

（1）PICC 穿刺部位应保持清洁干燥。如发现穿刺
点出血、渗液或贴膜有潮湿、卷边现象，我们会及时为
您换药，避免发生感染及导管移位或脱出。

（2）穿衣时，先穿置管侧衣袖；脱衣时，先脱无置管

侧衣袖,再脱置管侧衣袖。更换衣物过程中,动作应轻柔,保护好导管。

(3)置管24小时后希望您使用我们为您发放的握力球进行手部锻炼,预防上肢静脉血栓发生。

(4)置管侧肢体如有肿胀、麻木等情况,应警惕上肢静脉血栓可能,请及时告知医护人员进一步检查处理。

(三)动脉测压导管

1. 什么是动脉测压导管?

经动脉穿刺留置的一根导管,通过连接测压套件,直接实时地进行动脉内压力监测(图2-9)。

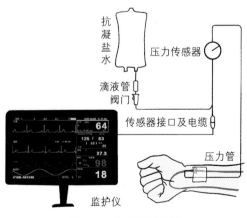

图2-9 动脉测压导管

2. 留置动脉测压导管的目的

一方面,我们可以实时监测您的动脉血压,尤其在应用血管活性药物时,可及早发现动脉血压的变化并调整药物用量;另一方面,可从动脉测压导管处采集血标本,尤其是可以检测动脉血气,能大大减少反复动脉穿刺的痛苦。

3. 留置动脉测压导管期间的注意事项

(1)动脉置管部位应保持清洁干燥。如发现穿刺点有渗血,贴膜有潮湿或卷边等现象时,我们会及时为您换药。

(2)置管侧肢体如出现皮肤苍白、末梢发凉、麻木、肿胀等异常情况时,请立即告知您的责任护士。

(四)胸腔引流管

1. 什么是胸腔引流管?

胸腔引流管是手术结束时留置在胸膜腔内的引流管(图 2-10)。

2. 留置胸腔引流管的目的

留置胸腔引流管是为了引流术后胸腔内的积气、积液等。

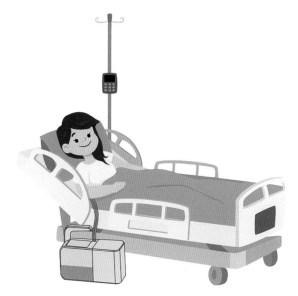

图 2-10 肺移植术后胸腔引流

3. 留置胸腔引流管期间的注意事项

（1）术后一般取半卧位休息，有利于胸腔内积液流出，还能起到减轻切口张力的作用。

（2）医生会将胸腔引流管缝合固定在皮肤上，为了防止引流管脱出，我们也会采取安全的管路固定方法以保护好您的引流管。

（3）伤口敷料应保持清洁干燥。如发现引流管穿刺处有明显渗血、渗液或敷料潮湿、松动时，请及时告知医生，进行换药处理。

（4）此外,需要您及家属能够配合医护人员做好以下三点:

第一点:肺移植术后早期的胸腔引流液大多数情况下是暗红色或淡红色的清亮血性液体,若观察到电子胸腔引流装置(图2-11)或引流管内的液体颜色突然变为鲜红、液体性状变得浑浊或引流量短时间内突然增多等,请立即通知医护人员。

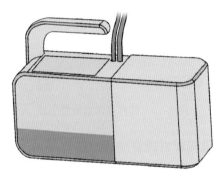

图2-11　电子胸腔引流装置

第二点:肺移植术后早期可能存在气胸,电子胸腔引流装置的显示面板(图2-12)上会提示每分钟的漏气量。正常情况下漏气量应逐渐减少,直至0或间断波动于10～20ml/min,若漏气量突然增多或机器报警显示"可疑引流管堵塞"等字样,请立即通知医护人员处理。

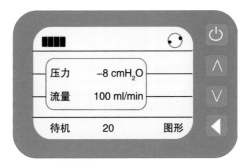

图 2-12　电子胸腔引流装置的显示面板

第三点：为了保证电子胸腔引流装置正常运转，确保引流通畅，请您在下床活动过程中，注意保持装置处于相对水平位置，不要过度摇晃或倾倒（图 2-13）。

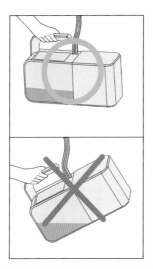

图 2-13　电子胸腔引流装置应水平放置，不可过度摇晃或倾倒

（五）尿管

1. 什么是尿管?

经尿道插入膀胱并保留在膀胱内的导管,通过尿管可引出尿液。

2. 留置尿管的目的

因术中或术后需要密切监测尿量以评估您的病情,为治疗提供依据,所以留置尿管。

3. 留置尿管期间的注意事项

（1）我们会妥善固定尿管,以避免管路牵拉或意外脱出。

（2）留置尿管期间,如您感到尿道口明显疼痛或不适,请及时告知医护人员。

（3）病情允许的条件下,我们会尽早为您拔除尿管。

写在最后:

请您一定足够重视身上的每一根管路。无论在翻身、活动或休息时,都要小心避免管路牵拉、打折、受压、脱出等,以确保管路通畅。

（孙　菁　高　宝）

五、肺移植术后感染预防

术后感染可发生于肺移植术后任何时间。一旦发生感染,不仅会增加住院天数及治疗费用,而且大大增加患者痛苦,严重时甚至危及生命。因此,采取积极有效的感染预防措施,对改善肺移植患者的临床预后、提高术后生活质量尤为重要。

对于患者及家属,我们的建议如下:

1. 正确佩戴医用外科口罩(图 2-14),并及时更换。

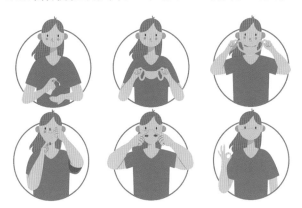

图 2-14　正确佩戴医用外科口罩步骤

2. 手是我们接触外界最多的身体部位,同时也意味着接触到的细菌和病毒较多,所以一定要勤洗手,注意手卫生,避免交叉感染。

3. 病人物品专人专用,严密监测体温变化(图 2-15),如体温升高至 37.3℃ 及以上时,伴或不伴有鼻塞、流涕、咽痛、咳嗽、咳痰等呼吸道症状,应及时告知医护人员。

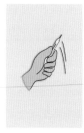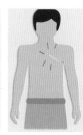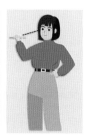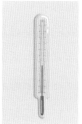

图 2-15 监测体温变化

4. 保持患者身体清洁无异味,定期更换衣物。定时刷牙漱口,保持口腔清洁。保持指(趾)甲清洁,长度适宜。

5. 生活用具要保持清洁。餐具、水杯、脸盆、大小便器要每日彻底清洗。

6. 雾化装置在每次使用后,应及时用清水冲洗干净,并晾干备用。

7. 痰液及唾液请用纸巾包裹后弃入黄色的医疗垃圾桶,不要在身边存放。

8. 正确对各类垃圾进行分类处理(图 2-16)。

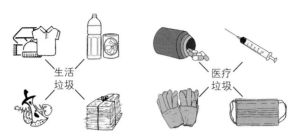

生活垃圾

医疗垃圾

图 2-16　做好垃圾分类

9. 为预防交叉感染,不要聚众聊天(图 2-17),禁止串访其他病房。

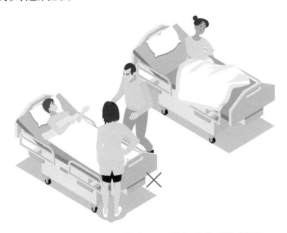

图 2-17　陪护人员聚众聊天增加患者感染风险

10. 每日定时开窗通风(图 2-18)至少 2 次,每次至少 30 分钟,注意保暖。

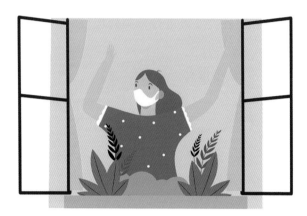

图 2-18　每日定时开窗通风

（孙　菁　高　宝）

六、肺移植术后血栓防治

在术后您可能会遇到血栓方面的问题。血栓指的是血管内的血液形成了血凝块，从而导致血流受阻。这一现象大多发生于静脉，如果发生在较深部的静脉，则称为深静脉血栓。深静脉内的血栓栓子有可能发生脱落，到达身体的其他部位，并堵塞该处的血管；如果堵塞于肺动脉内，会发生急性肺栓塞，这是非常危险的情况，需要积极防治。

术后有多种因素会使您更容易发生血栓，比如术后早期因为虚弱或伤口疼痛导致活动减少,术后应用多种药物导致血液处于高凝状态,以及术中和术后的各种操作(如深静脉穿刺、ECMO 置管等)损伤了血管内皮等。

1.术后早期的出血风险较高,此时医生会权衡您的出血及血栓风险,为您选择合适的抗凝措施预防血栓,并密切监测出血、血栓情况及相关指标的变化。

术后早期活动对于预防静脉血栓是至关重要的,一旦医生判断您的病情允许,您应该尽早下床活动。如果您的病情还需要卧床,也应遵医嘱在床上进行下肢的活动,因为下肢是深静脉血栓的高发部位(图 2-19)。

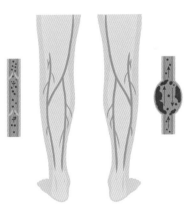

图 2-19 右下肢静脉血栓形成

2.术后随着您的身体逐渐康复,身体内各种管路

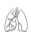

撤除,活动量增加,多数患者出院后不需要长期服用药物预防血栓,但部分有血栓形成或其他高危因素的患者出院后仍需要应用一段时间的抗凝药物,有可能是口服药物,也有可能是皮下注射药物,出院之前医生会向您充分交代。如果应用这一类药物,您在日常生活中要注意避免磕碰,避免食用一些坚硬不易消化的食物,并监测是否存在出血,包括皮肤黏膜出血、咯血、呕血、便血,以及黑便等。如果只是轻微的皮肤黏膜出血,比如牙龈出血,可以稍作观察;如出现其他更严重的情况,须暂停抗凝药物并立即就医。

3. 在您居家生活中,要注意保持一定的活动量,避免久坐。如果要进行长时间的旅行,应注意以下几点:

(1)每 1~2 小时站起并在周围走动。

(2)穿宽松舒适的衣物。

(3)就座期间变换姿势,并经常活动双腿和双足。

(4)必要时可穿着及膝的弹力加压袜。

4. 如果出现以下症状则提示您可能发生了静脉血栓,需立即就医:

(1)一侧肢体的肿胀、疼痛、皮肤发红或温度升高。

(2)呼吸困难、指氧饱和度下降、胸痛、咯血。

(邢　斌)

七、肺移植术后支气管镜检查

1. 支气管镜检查的目的

肺移植术后早期,您咳嗽的力量比较弱,支气管镜检查(图 2-20)可以帮助您排出痰液,避免痰液积存在气道内引起呼吸不畅或加重感染;同时可以留取痰液标本送化验,判断是否存在感染以及明确感染的病原体,从而制定下一步的治疗方案。

支气管镜检查还可以直观地观察支气管吻合口的愈合情况,判断是否存在吻合口瘘等气道并发症。

您术后规律地入院复查时也需要进行支气管镜检查,主要是监测您是否存在排斥反应、感染或肿瘤可能。如果您已经出现了一些疑似排斥反应的表现,比如不明原因的咳嗽、呼吸困难、指氧饱和度下降等,医生在进行支气管镜检查时还会进行移植肺组织活检,以协助明确诊断。

另外,如果医生判断您存在气道狭窄,您可能需要通过支气管镜进行球囊扩张等气道介入治疗,以改善气道狭窄,这一操作通常需要在全身麻醉下进行。

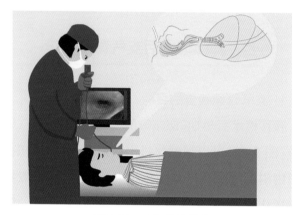

图 2-20　支气管镜检查

2. 支气管镜检查的风险

通常支气管镜检查是非常安全的,但作为一项侵入性操作,风险是无法完全避免的,这些风险包括:出血、气胸、感染加重及心脑血管疾病等不良事件,甚至死亡,但多罕见。多数情况下,这些问题可以通过积极处理好转,但也可能导致住院时间延长以及医疗花费增多。

3. 支气管镜检查的准备

除非是紧急情况,支气管镜检查前通常需要禁食水 4 小时,其间如果您需要服用抗排斥反应药物,可以用一小口水将药物送服,并告知医生这一情况。如果您不小心进食了食物,请一定告知医生,由医生判断是否取消或推迟检查。

检查开始前半小时,护士会帮助您进行利多卡因雾化,检查过程中医生也会在镜下喷洒利多卡因进行表面麻醉,以尽量缓解您在检查过程中的不适感。为了保证您的安全,检查过程中您需要进行心电监护,医生也会根据病情为您选择合适的吸氧方式,如鼻导管吸氧、经鼻高流量吸氧或呼吸机给氧等,并适当调高吸入氧浓度。

在检查过程中,您需要尽量配合医生。多数支气管镜检查持续时间较短,通常在 10 分钟左右,如果需要进行气道内坏死组织的清理或进行肺组织活检等操作,检查时间会有所延长。如果您感到明显不适,请举手示意医生,医生会根据具体情况判断是否终止检查。

操作完成 2 小时后,您可以恢复饮水和进食。

4. 支气管镜检查后的问题

部分患者在支气管镜检查后会感到一些不适,如咽痛、声音嘶哑、咳嗽、轻度胸闷气短,以及体温轻度升高。如果进行了支气管肺泡灌洗、肺活检或坏死组织清理操作,可能还会出现痰中带血或少量咯血,通常一段时间后这些症状都会好转。

如果出现以下症状,如胸痛、呼吸困难明显加重、指氧饱和度明显下降、咯血量增大,需要及时告知医生,医生会安排进一步检查并进行紧急处理。如果发生气胸,可能需要请胸外科医生放置胸腔闭式引流管。

支气管镜检查留取标本送检的化验大多会在1~2周内回报结果,医生会告知您检查的结果并调整下一步治疗方案。

(邢　斌)

第三章 肺移植随访

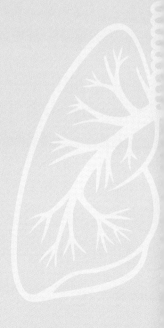

一、肺移植随访计划

恭喜您康复出院!

出院后,您需要学会如何照顾好自己的新肺。新肺就像一辆新车,只有悉心保养,才能安全驾驶。不用担心,我们将定期安排线上健康教育课程,手把手教您如何在家里维护新肺的健康。您还需要按照医生的建议,定期前往肺移植门诊进行随访。规律的随访能够帮助医生及时发现潜在问题,实现早发现、早治疗。

1. 肺移植随访计划

(1)门诊随访:通常肺移植术后 3 个月内应每周前往肺移植门诊随访 1 次,若病情稳定,3 个月后可每 2 周随访 1 次,6 个月后可每月随访 1 次,1 年及以上者每 3 个月随访 1 次。随访内容包括病情询问、肺部查体、血常规、肝肾功能、凝血功能、FK506 药物浓度检测、肺功能、胸部 X 线片或肺 CT 检查等。

(2)住院随访:术后第 3、6、9、12 个月时需要住院进行全面复查。之后,医生会根据您的病情安排每 6~12 个月的住院复查,具体依照医生建议。

2. 随访注意事项

（1）随访时准备：每次门诊或住院复查时，请带好以前的出院记录、用药清单、外院检查结果，如血常规、肝肾功能、肺功能、胸部 CT 原片等。提前整理好想咨询医生的问题或需要开的药物，以便提高随访效率。

（2）药物剂量调整：每次门诊随访时，请与医生确认您的目标 FK506 浓度并牢记。在医生指导下，您可以使用"他克莫司调药公式"自行调整药物剂量，但在特殊情况下（如合并感染、新增其他药物、FK506 浓度波动大等）请务必联系医生。

注意：他克莫司调药后 1 周内需要重新检测 FK506 浓度。

 他克莫司简易调药公式

$$\text{调整后的全天药量（mg）} = \frac{\text{当前全天实际药量（mg）} \times \text{目标 FK506 浓度（ng/ml）}}{\text{当前实测 FK506 浓度（ng/ml）}}$$

（3）外地患者建议：由于术后前 3 个月随访频繁，建议外地患者暂时在北京市内居住。如果您住得太远，长途奔波不仅会消耗体力，还可能影响健康。肺移植术后早期病情可能变化较快，您和家属还在学习如何照顾自己,出现问题时及时返回移植医院,方能确保您得到最专业的照护。

3. 肺移植随访门诊(表 3-1)

表 3-1　肺移植随访门诊(中日友好医院)

门诊名称	出诊时间	出诊地点	出诊人
肺移植专病门诊(普通号)	每周一上午	本部门诊楼	肺移植主诊医师
肺移植特需门诊	每周二上午	本部门诊楼	陈文慧主任
肺移植/肺结节专病门诊	每周三下午	本部门诊楼	陈文慧主任
肺移植国际医疗部门诊	每周五下午	国际医疗部	陈文慧主任

(赵　丽)

二、院外突发情况应对

肺移植的术后管理是一个长期过程,您在日常生活中,难免会遇到一些突发情况,那么如何应对这些情况呢? 这里,请您牢记两个问题,第一个是"严重吗?"第二个是"怎么办?"

（一）"严重吗?"

我们都知道,各种医学症状的背后都有许多不同的原因,不只是您,医生也不一定能够在短时间内确定引起症状的原因。但是,医生能够通过对几个指标的测量评估病情的严重程度,也就是"严重吗?"来确定后续您是可以回家观察还是必须住院诊治。其中几个指标在家就能检测,在这里告诉您:

1. 血压

首先,您需要有一台血压计,臂式(图 3-1)优于腕式;其次,您需要知晓自己的基线血压数值,便于比较。

无论您发生什么症状,是发热、咳嗽、气短,还是恶心、呕吐、腹泻,血压都是衡量病情严重程度最重要的指标之一。一旦您血压中的收缩压(俗称为高压)低于 100mmHg 或比平时水平下降超过 15mmHg(如平时收缩压为 150mmHg,此次测量为 130mmHg),您就需要立即前往医院就诊。

2. 血氧

您需要有一个指脉氧检测仪(图 3-2)。相较于其他器官,肺脏仍然是肺移植患者最容易受到攻击的器官,如果发热、咳嗽、气短及其他症状出现的同时伴有指氧饱和度（SpO$_2$）小于 90% 或较平时有明显下降,您需要立即到医院就诊。同时,如果家里有制氧机的话,也一定记得先吸上氧。

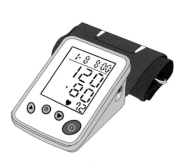

图 3-1　臂式血压计　　　图 3-2　指脉氧检测仪

3. 心率

即每分钟心脏跳动的次数。与血压一样,心率也是反映病情严重程度的重要指标,有些时候甚至比血压反映得更早。您的血压计或指脉氧检测仪都可以测量心率,如果出现各种症状的同时伴有每分钟心率≥120 次或较平时有明显增快,需要立即来医院就诊。

4. 呼吸频率

即每分钟的呼吸次数。与血压和心率一样,呼吸频率同样是反映病情严重程度的指标。您可以用手机计时 1 分钟,数一数自己的呼吸次数(计数胸廓或腹部起伏的次数),如果出现各种症状的同时伴有每分钟呼吸次数 ≥ 22 次或较平时有明显增快,需要立即来医院就诊。

(二)"怎么办?"

如果上述几个简单的指标检测结果显示您血压、血氧不低,心率、呼吸频率不快,那么至少说明目前的病情不是很严重,您不必太紧张和着急,可以继续在家观察。那么在家观察的时候都需要做什么? 也就是"怎么办?"下面就简单跟大家梳理几个常见的问题。

1. 发热

发热的病因非常多样,但各种感染仍然是发热最常见的病因,尤其是对于肺移植术后、服用免疫抑制剂的您而言。如果您在发热的同时合并了鼻塞、流涕、咽痛、咳嗽、咳痰,可能是患了上呼吸道感染,也就是通常说的"感冒",您可以在家先服用感冒药对症处理。如果您在发热的同时合并了恶心、呕吐、腹泻等胃肠症状,最常见的原因是急性胃肠炎,可以先在家减少进食,多饮水,腹泻稍重的话可以服用蒙脱石散等对症处理。

但是,如果发热和伴随症状在观察 3 天后仍然持续存在或 3 天内持续进行性加重,则需要您立即前往医院发热门诊就诊。此外,如果您在发热的同时合并了气短、咯血、胸痛等症状,建议您立即来医院发热门诊就诊(图 3-3),这些症状可能提示更严重的问题。

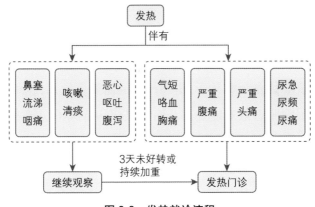

图 3-3 发热就诊流程

2. 气短

气短是一个医学名词,您实际的感受可能是憋气、胸闷、"气跟不上"等,在活动后可能加重。此时,需要您使用自己的指脉氧检测仪检测自己是否有需要立即就诊的情况。如果暂时没有或仅在用力活动后出现指氧饱和度下降,可以先在家观察。若气短越来越明显,即使是活动后才有症状,也建议您来医院就诊。另外,如果您在气短的同时出现嗓子发出类似"嗬——

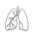

嘶——"的哨声,意味着您的气道可能有狭窄或者痰堵,这种情况需要您来医院就诊。

3. 恶心、呕吐、腹泻

这些症状可以统称为"消化道症状",引起消化道症状的病因很多,比如进食不卫生导致的急性胃肠炎,抑或是更为常见的药物不良反应。如果您觉得近期确有进食不干净的食物,或者是新近加用了某种药物,可以清淡饮食观察几天,腹泻严重的需要多饮水,也可以口服蒙脱石散对症处理。而如果症状持续不缓解或越来越重,需要您来医院就诊以明确原因。

需要注意的是,多数肺移植术后患者都需要服用他克莫司抗排斥反应治疗,腹泻时常常伴有他克莫司血药浓度的变化,需要您尽快检测一次血药浓度,以维持其稳定。此外,严重或不易缓解的腹痛一般意味着比较复杂的医学问题,建议您前来医院就诊。

4. 头痛

头痛常常是一个伴随症状,发热、低氧气短时都可能出现,一般程度都不会很剧烈,当没有其他就医理由时可以口服对乙酰氨基酚、洛索洛芬钠等药物镇痛。然而,如果出现剧烈且固定的头痛,或合并不能忍住的喷射状呕吐,则需要立即就医。

5. 尿急、尿频、尿痛

这几种症状出现时常意味着急性泌尿系感染,有时也会合并尿色发红(即血尿),您需要就医,及时查找病原菌并应用抗菌药物治疗。

6. 化验单异常

(1)血细胞异常:白细胞(WBC)总数及中性粒细胞(NEUT)计数或比例明显升高意味着可能合并感染,如果 WBC $< 3 \times 10^9/L$、NEUT $< 1.53 \times 10^9/L$、血红蛋白(Hb)$< 90g/L$、血小板(PLT)$< 80 \times 10^9/L$ 或这几个指标的数值跟之前检测的结果对比有明显下降,建议您来医院就诊。

(2)肝功能异常:肝功能指标一般包括谷丙转氨酶(又称丙氨酸转氨酶,ALT)和谷草转氨酶(又称天冬氨酸转氨酶,AST)和总胆红素(TBil),如果这几个指标的检测结果在正常上限的 2 倍以上,建议您来医院就诊。

(3)肾功能异常:肾功能一般看血肌酐(SCr 或 Cr)、尿素(Urea)或血尿素氮(BUN),这两个指标偏低没有显著临床意义,但如果数值比之前检测的基础水平高出一半(如之前检测 SCr 为 $100\mu mol/L$,本次检测为 $150\mu mol/L$),建议您来医院就诊。

(4)电解质异常:电解质一般指血钾(K)、血钠

（Na）和血氯（Cl）。

血钾在 3.0mmol/L 以下或 5.5mmol/L 以上时都需要您来医院就诊，当在 3.0～3.5mmol/L 时，可以多吃水果和蔬菜补钾。

血钠在 130mmol/L 以上一般无须在意，在 125～130mmol/L 时建议少喝水、吃饭多放些盐来补钠，在 125mmol/L 以下时，建议您来医院就诊。

（王诗尧）

三、肺移植受者居家管理

1. 认识免疫抑制

这是个非常重要的概念，在整个生命过程中，免疫系统一直通过识别并消灭异物与感染病原体（如细菌、病毒和真菌等）发挥对人体监视、防御、调控的功能。为什么我们想要通过免疫抑制药物改变机体识别异物或"非己"的能力呢？对您的身体来说，移植肺就是异物，免疫系统就会识别它。举个例子，我们大部分人都曾在某个时候被碎片扎到过，在碎片进入身体后我们开始觉得受伤部位发红、肿胀甚至疼痛，这就说明机体识别碎片为异己物质并开始"攻击"它。

免疫系统会让白细胞首先识别、攻击异物,红、肿、热、痛是对此的最初反应。您的身体对移植肺的反应与此类似,如果没有免疫抑制药物从中调节,很有可能产生对移植肺的"攻击"。免疫抑制药物改变了机体识别和消灭异己的能力,所以肺移植术后您需要终身服用免疫抑制药物。

2. 预防及监测感染

当您的免疫系统被抑制,身体就处于一个感染高风险的状态。除了遵医嘱服用一些预防病毒、细菌或真菌感染的药物外,采取一些居家防护措施是非常重要的(图 3-4)。

图 3-4　预防感染的居家防护措施

(1)佩戴口罩:避免吸入病原体、有害气体非常重要,特别是在移植后最初的几个月里。当您在病房走廊里行走时,需要戴口罩;当您与其他患者或正在抽烟的人交流时,需要戴口罩;当您在满是灰尘的地方逗留时,也应佩戴口罩。

（2）避免去人多密集的公共场所：对于易感染的人来说避免接触人群是非常重要的，因为人群中可能潜伏各种病原体。这并不是说您时刻都得待在家里。计划好在人流量少的时间段前往公共场所并采取适当防护是可行的，比如在餐馆人少的时间段去用餐，选择白天去影院看电影等。逢年过节、走亲访友也应避免人多而带来的交叉感染风险。移植后2个月内最好不要留宿客人，因为您还处在术后恢复期，即使您自我感觉良好，您的身体仍需要静养和调理。除此之外，不要和家人以外的人共用游泳池和浴室，这会增加您暴露于病原体的机会。

（3）适当承担家务：亲自做一些简单的家务活有助于您术后恢复。当您顺利出院居家生活时，在防护好的前提下，扫地、洗碗、整理杂物，这些轻快的家务活不会使您的手术伤口受到牵拉，相反，它们有助于肌肉力量、身体协调性的恢复。但需要注意的是，术后6个星期内不建议做大动作，比如不要提举超过2公斤的重物，不要抓不小心滑落的盘子，不要倾倒吸尘器清洁袋，不要更换电器过滤器，也不要打扫灰尘很多的地方（如车库、阁楼）。同时在术后还要注意避免有刺激性气味的洗消剂，最好使用一些环保型的产品，以避免强烈气味刺激到新的肺脏。

（4）远离宠物：如果您喜欢养宠物，术后您要下决心远离它们，因为宠物的体表可能会携带很多的病原体，这会使您的感染风险大大增加。若坚持饲养，除了给宠物定期体检外，尽量避免与它们进行直接的肌肤接触，避免宠物上床，您的床垫和地毯应每月除尘。耳朵长、毛发长的宠物需要经常进行体表清洁，因为它们容易被真菌感染。最好能让家人来照顾宠物，如果必须您亲力亲为，那么在照顾宠物时要严格佩戴口罩和手套，防护好后再处理它们的排泄物。

（5）预防传染病：当您得知周围有传染性疾病患者出现时或怀疑自己被感染时，如肝炎或结核，请及时联系您的移植医生。我们会对您进行健康监护或给您一些预防性的治疗。

（6）感染监测：居家做好感染的监测非常重要，需要报告给医生的症状包括至少两次（如上午和下午）测得的体温升高 $0.5℃$、持续咳嗽、气短、痰量增多或痰的颜色改变、咽喉疼、牙疼或流脓、皮肤红肿或有渗液、腹泻、尿痛等。

3. 如何监测您的健康？

前面讲过，当把原有肺换新之后，您就成为自我医疗保健的重要参与者了。长期维护移植肺的良好功能,依赖于您对身体细节的持续观察和与移植医生的交流。这就是为什么我们要对您进行详尽的患者教育,使您能够与移植肺共同生活。

(1)记好健康日志:准备一个笔记本,记录您的主要症状、实验室检查情况和免疫抑制剂剂量,每次看医生时都要带上。因为很多信息对您来说都是陌生的,建议您遇到问题时做好笔记,这会让您在向医生咨询时更有效率。笔记本上需要记录以下内容:

▶ 体温:每两天测一次体温,分别在早晨和晚上的同一时间。您可以使用自己喜欢的体温计,只要能读出上面的刻度并保证每次使用同一体温计即可。在测体温前20分钟内不要吃东西、不要喝水,避免环境改变等引起体温过高或过低。早晨的体温一般是一天中最低的,下午的体温一般要高一些,这是由于进餐和运动之后身体的新陈代谢加快,因此不要比较早晨和下午的体温。

尽量保证在早晨起床后和下午晚餐前测体温,将早晨测得的体温与早晨的正常体温进行比较,将下午测得的体温与下午的正常体温进行比较。

如果连续两次以上测得的体温超过您的正常体温

0.5℃,或体温过高(比如 38℃或以上),就要联系您的医生了,体温的升高可能意味着感染或排斥反应。

▶ 血压:记录您的血压。舒张压(俗称为低压)不应超过 90mmHg,收缩压(俗称为高压)不应超过 140mmHg。要知道您平时休息时的正常血压,如果持续升高 10～20mmHg 就应该引起重视。

您的血压会受药物影响,液体潴留或体液减少也会使血压发生变化,所以医生需要知道您的血压变化,这样才可以分析是什么原因导致血压变化并想办法纠正它。

▶ 体重:每天同一时间、穿同样薄厚的衣服、用同一体重计测量您的体重。如果一天内体重改变 2 斤(1斤 =500 克)或更多,通常是液体摄入增多或减少的原因,要及时报告,以便对您的饮食进行调整,在这方面我们会在出院前给您一些指导,尽量避免居家监测期间脱水或摄入液体过多。

(2)伤口护理:在钉子和 / 或缝线没有取下之前不要进行淋浴,大约要经过 3 周时间。其间可以使用温和的肥皂来清洗伤口附近皮肤。如果可能的话最好保持胸部引流管和伤口部位开放透气。

医生没有告诉您可以涂粉剂或霜之前,不要使用任何护肤品。

（3）规律复查：术后的复查项目有些可以在门诊完成，有些必须住院完成，这些检查项目可以帮助医生评估您的移植肺功能状态，具体请遵医嘱。

（4）处理急症：如果出现急症，应及时到医院就诊，并与您的医生联系。

▶ 什么是急症？

急症就是必须立即处理的医疗问题，比如在事故中受伤或紧急突发的呼吸困难，您应该立即寻求急诊帮助。您应该告诉急诊人员您做过肺移植，如果需要的话让他们跟我们联系。

如果您遇到危及生命安全的情况需要去急诊室或马上到达医院，请呼叫 120 急救热线，而不是拨打我们的随访电话。您可以晚些时候再告诉我们您进了急诊室。如果急诊室的医生需要跟移植医生了解情况，他们可以给我们打电话。

▶ 什么不是紧急情况？

处方补充：您应该开好足够的药物，保证至少有额外一周的药物。血液检查结果不都是紧急需要解决处理的事情，如果需要紧急改变药物或剂量，您的医生会与您联系。

预约或取消床位,请在上班时间打电话取消或预约床位等。有关饮食、保险或旅行的事情请在上班时间打电话咨询。

(5)友情提示:当您看门诊时建议做一个问题列表(图3-5),带着它去见您的医生。电话咨询时尽量把问题记下来,一次性在电话里问清楚,以免重复打电话咨询。您必须对您的检查负责,如果您在社区医院或当地医院做过检查,应及时让您的医生知道检查结果。如果您有关于饮食和体重控制方面的问题,可以咨询相应专科或营养师。如果您感觉不舒服,请尽快就诊,不要等到一天快结束的时候还没有做好是否就医的决定。

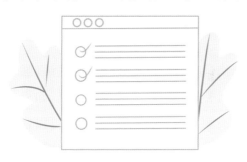

图 3-5　问题列表

4. 恢复工作

对大部分人来说,工作是社会交往、自尊心和主要经济收入的重要来源。医生的目标是帮助患者回到自

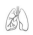

己的工作岗位。我们会密切监测您是否发生感染和排斥反应的症状。不管您术后感觉多好,您仍然是从一个大手术中恢复的幸运儿,需要调整并适应您的新生活。因此我们建议术后至少 3 个月再回去工作,并把有关情况告诉您的工作单位。我们会为您的工作单位或保险公司提供他们需要的资料来帮助您回到工作岗位。

5. 恢复性生活

有些患者已经结婚,有些还是单身,但对每个人来说,"性"是生活中很自然的一部分,它总以某种方式进入您的生活,但是很多人会因为气短而放弃正常的性活动。恢复性生活的观念很重要,不要有任何恐惧或不安。

等您伤口愈合后就可以恢复性生活(通常是在手术 6 周以后),此外还有个潜在的标准,如果您爬两层楼梯而没有明显的费力或气短,您也可以恢复性生活了。注意不要使伤口受压或受牵拉,如果您感觉到疼痛,那就表示可能牵拉到了手术伤口。也不用太担心伤口会裂开,因为外科医生会缝合得非常仔细。

应该随时注意性安全,即便使用避孕套也不能够100% 预防性传播疾病,如肝炎、巨细胞病毒感染、艾滋病、生殖器疱疹和念珠菌感染等。性安全对肺移植术后免疫抑制的患者来说非常重要,移植后的最初 3个月内,您的免疫抑制是最强的,应该特别注意避免感染。

所有进行移植的女性都应该好好考虑生育的问题,要知道许多肝脏和肾脏移植的患者都成功分娩了。您如果有生育意愿,应该提前和移植医生沟通。分娩过程中经常会发生肺动脉高压,现在还不知道肺移植患者会不会发生肺动脉高压。您的寿命可能要比正常人短,您需要在决定生育之前考虑好这一点。

(田　野)

四、肺移植受者疫苗注射

疫苗是一种包含病原体成分的生物制剂。人体接种疫苗后,能够产生相应的抗体,使机体对特定疾病产生免疫力。疫苗是降低感染性疾病发病率和死亡率的重要手段。

肺移植患者需要终身服用抗排斥反应药物,属于免疫抑制人群,发生感染的风险及严重程度都较一般人群更高,更需要疫苗的保护。科学接种疫苗对减少感染和严重并发症有重要的作用,但同时,由于肺移植患者情况特殊,接种过程中有更多需要注意的地方。

灭活疫苗对于肺移植术后患者是安全的,而减毒活疫苗风险较高,例如移植后患者不能接种麻疹疫苗。由于抗排斥反应药物抑制了免疫系统,会造成抗体产生减少,接种效果比正常人群会差一些。而术后早期抗排斥反应强度较高,从接种效果考虑,并不是接种疫苗的理想时机。

在移植术前,由于患者还没有接受抗排斥反应药物,可以进行各种疫苗的接种。在移植术后,可以接种的疫苗(均为灭活疫苗)包括:流感灭活病毒疫苗、乙型肝炎疫苗、甲型肝炎疫苗、破伤风疫苗、肺炎球菌多糖疫苗、脑膜炎球菌多糖疫苗、狂犬病疫苗、人乳头瘤病毒(HPV)疫苗等。与预防呼吸道感染密切相关的主要是肺炎链球菌疫苗和流感灭活病毒疫苗。下面我们对这两种疫苗做一点具体的介绍。

1. 肺炎链球菌疫苗

肺炎链球菌是社区获得性肺炎中最常见的细菌病原体,也可能引起中耳炎、脑膜炎甚至败血症。免疫抑制增加了肺炎链球菌感染的风险,尤其是年龄超过65岁的老年人,建议接种肺炎链球菌疫苗。

　　肺炎链球菌疫苗主要有 13 价肺炎球菌结合疫苗（PCV13）和 23 价肺炎球菌多糖疫苗（PPSV23）两种。其中 PCV13 用于儿童，成人接种的是 PPSV23。如果您在 65 岁以前就接种 PPSV23，接种第一剂 PPSV23 之后的 5 年再接种 1 剂 PPSV23；如果在 65 岁或之后接种 PPSV23，就不需要再补种了。

　　整体来说，肺移植术后服用抗排斥反应药物会影响抗体产生，也就是说接种效果会差一些，但仍然具有保护作用。如果条件允许，可以在等待肺移植的术前阶段就完成肺炎链球菌疫苗的接种。如果是术后接种，建议在接受移植 3 个月之后再行接种。

　　肺炎链球菌疫苗接种的禁忌证是对疫苗成分有过敏反应。此外，在疾病急性期时不要接种疫苗，可推迟到疾病痊愈或者病情平稳后再评估。例如，在发生肺移植其他并发症的急性期就不宜接种。

　　肺炎链球菌疫苗的不良反应很少。

　　2. 流感灭活病毒疫苗

　　流感由流感病毒引起，和普通"感冒"并不相同，传染性和危害性都更强。注射疫苗（图 3-6）是预防流感的重要方法。

　　引起人类感染的流感病毒主要为甲型和乙型。目前的流感疫苗分为三价和四价两种,四价疫苗比三价疫苗多含有一种乙型流感病毒的抗原。鉴于我国的流行趋势以甲型为主,三价、四价都具有保护作用,可根据当地的疫苗供应情况进行选择。肺移植患者由于自身的免疫抑制状态,不能接种减毒活疫苗,应接种灭活疫苗。目前我国批准的注射用流感疫苗多数是裂解疫苗,属于灭活疫苗,在接种前可向医务人员再行确认。

流感一般在冬季流行,最好在十月左右就完成接种。由于流感病毒经常变异,流感灭活病毒疫苗每年都需要重新接种。疫苗的保护效力取决于当年疫苗所含病毒株与当地流行毒株之间的匹配程度。但即使感染的毒株没有被疫苗覆盖,患病症状也会减轻很多。

抗排斥反应药物中,糖皮质激素和他克莫司对流感疫苗的免疫效果影响较小。霉酚酸药物在较大剂量($>2g/d$)时影响抗体产生。根据美国移植学会的建议,最早在术后 1 个月时就可以考虑接种流感灭活病毒疫苗,但这要结合患者的其他情况具体考虑。

和肺炎链球菌疫苗类似,接种流感灭活病毒疫苗的主要禁忌证是以往接种疫苗后出现过敏或其他严重不良反应、目前处于疾病的急性期等。

接种的不良反应主要是注射部位的疼痛。少数人会出现发热和肌肉疼痛,这不是被"感染"了流感病毒,注意观察,无需过度紧张。

与肺移植患者近距离接触的人员,最好也每年接种流感灭活病毒疫苗。

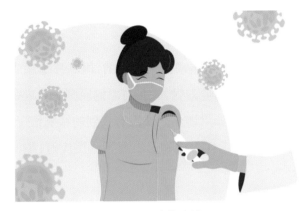

图 3-6　疫苗注射

3. 注意事项

疫苗接种并不能百分之百预防感染,但可以明显降低感染风险和减轻感染后的病情严重程度。

疫苗接种不能代替其他预防感染的措施,尤其对于肺移植患者,仍然要做好个人防护。例如,避免接触呼吸道感染者,不去人群密集的场所。注意手卫生、室内空气流通。形成佩戴口罩的习惯,并且及时更换。

由于肺移植患者接种的都是灭活疫苗,两种疫苗

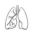

接种的间隔没有硬性要求,接种间隔以第二种疫苗说明书的要求为准。

平时检测血常规提示血小板数量偏低或正在进行抗凝、抗血小板药物治疗的患者,接种疫苗造成注射局部并发症(如局部血肿)的风险更高,应向医护人员说明,并在指导下进行接种。

疫苗接种从整体来说是安全的,但肺移植患者个体情况千差万别,应遵循知情、自愿的原则。在准备进行疫苗接种时,如果遇到上文没有提到的特殊情况,建议向医生进行咨询。接种后出现不适反应时,请及时就诊。

(刘智博)

五、肺移植术后远期并发症

1. 慢性肺移植排斥反应(慢性肺移植物功能丧失)

维持正常的免疫系统是生物生存的前提之一,识别"异己"并清除"异己"是人类免疫系统工作的正常状态。因此,接受"别人的肺"的肺移植受者需要终身服用抗排斥反应药物,以避免自身免疫系统攻击移植肺。然而,这种"排斥异己"的免疫反应只能被减弱,并不能完全消除。因此,即使应用了足够剂量的抗排斥反应药物,移植肺的排斥反应仍在低水平缓慢地发生,经过时间的积累,逐渐发展为有临床意义的病症,这就是慢性肺移植排斥反应,也称为慢性肺移植物功能丧失(chronic lung allograft dysfunction,CLAD),本文简称为慢性排斥。

慢性排斥主要分为两种类型(图 3-7)。一种表现为气道狭窄,称为闭塞性细支气管炎综合征(bronchiolitis obliterans syndrome,BOS),主要病理生理特点为小气道狭窄;另一种表现为肺纤维化,称为限制性移植物综合征(restrictive allograft syndrome,RAS),这种肺纤维化的特征是从胸膜向肺实质内生长。按照国外的数据,肺移植后 5 年内约有 50% 的受者出现慢性排斥,BOS 的发生率稍高于 RAS。这两种慢性排斥的临床表现都没有特异性,都可能表现为呼吸困难(尤其是活动后呼吸困难)和咳嗽(通常为干咳)。慢性排斥的诊断主要依靠肺功能的变化,因此规律进行肺功能检查是识别和诊断慢性排斥的基础。由于慢性排斥的临床表现与肺部感染等并无明显区别,因此当出现这些症状时,需要及时前往医院明确是否有其他问题,慢性排斥的诊断是一个综合的临床诊断。

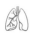

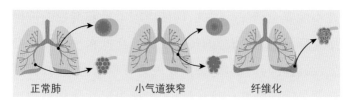

正常肺　　　　　小气道狭窄　　　　纤维化

图 3-7　慢性肺移植排斥反应的两种主要类型

虽然在许多情况下慢性排斥并不能彻底避免,但是您可以关注一些情况,以尽量减少慢性排斥的发生和减慢排斥进展的速度。首先,反复的肺部感染与慢性排斥的发生有关,尤其是巨细胞病毒感染。因此注意生活卫生、避免人员聚集很重要。在术后一年内很多患者需要服用缬更昔洛韦预防巨细胞病毒感染,您需要规律服药。其次,反复发生的急性排斥也与慢性排斥的出现有关,这就要求您定期监测抗排斥反应药物的血药浓度,避免药物浓度太低达不到抗排斥反应要求。另外,胃食管反流也是慢性排斥的危险因素,如果您有反酸、烧心症状,需要明确是否存在胃食管反流,并及时治疗。慢性排斥一旦发生,没有药物能够逆转,因此重在预防,出现 BOS 的受者可以长期服用阿奇霉素延缓疾病进展。

　2. 肿瘤

我们机体本身的免疫系统有识别肿瘤的能力,因此,在进行实体器官移植后,长期服用抗排斥反应药物也与肿瘤的发生有关。移植后发生肿瘤的主要危险因素为抗排斥反应强度和病毒感染。抗排斥反应强度过高以及 EB 病毒、人类疱疹病毒 8 型等病毒感染与肿瘤的发生密切相关。所以,这也体现出肺移植术后维持合适的抗排斥反应强度更为重要,并不是简单的抗排斥反应强度越高越好。您需要定期进行全身检查,筛查潜在肿瘤以及病毒感染的情况,这也体现出术后定期门诊或住院随访的必要性。

3. 骨质疏松

骨质疏松是实体器官移植后的常见并发症。一些患者在肺移植前就存在骨质疏松,尤其是间质性肺疾病、慢性阻塞性肺疾病长期应用糖皮质激素,以及囊性纤维化的患者。在移植后,较高剂量的糖皮质激素、抗排斥反应药物的使用会导致您出现迅速的骨质流失,在移植后的头半年是最快的,半年后有所放缓,但仍难以达到正常或术前水平。因此,您需注意以下几点:

(1)适度锻炼(图 3-8):尤其是在您承受范围内的负重锻炼。如背一个舒适的包,里面放一些东西,东西多少以短距离步行不会觉得累为宜,千万要避免过度劳累,也要做好防护不要摔倒,以免发生骨折。

（2）合理饮食：在能耐受的前提下，每日至少饮 1 杯牛奶。

（3）定期评估和坚持治疗：肺移植后一般都会服用一些治疗骨质疏松的药物，比如钙片和活性维生素 D（骨化三醇、阿法骨化醇等），您一定要按时服用。移植后的评估也会包括一些骨质疏松的筛查项目，比如骨密度、血钙和 25- 羟维生素 D 水平测定等。如果确有需要，医生会给您加用双膦酸盐，如阿仑膦酸钠等药物加强骨质疏松的治疗。

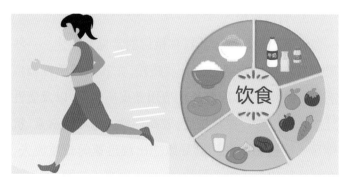

图 3-8 肺移植术后应坚持适度锻炼和均衡饮食

（王诗尧）

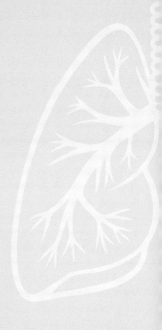

第四章 肺移植药物

一、肺移植术后用药原则

为了保证新肺健康工作,首先请一定遵守下面几个重要原则:

1. 如果没有医生的指导,在任何情况下都不要擅自停药。
2. 不要等药物用完后才去医院复诊开药,保证手中备有足够的药量。
3. 如果没有医生的同意,不要自行加用草药、中成药或非处方药。

肺移植术后需要服用许多种特殊的药物,我们会根据每个人的具体情况调整用药方案,以达到最好效果,所以没有两个人的治疗是完全相同的。随着时间推移,药物的剂量和种类还会减少。记住这些药名确实有点困难,可以试试下面几种办法:

1. 确保自己或者至少有一名家人,非常了解病情和用药情况,可以承担每日摆药、门诊复诊开药的任务。这对患者和医生来说都是提高效率的好办法。

2. 选择合适的药盒,尤其推荐每天药量可以分时间摆放的大药盒(图4-1),可以提前一周将药物摆放好,每天按药盒服药。

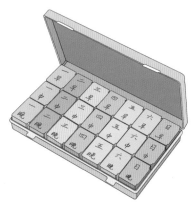

图4-1 使用标识清晰的分装药盒

3. 寻找一种有效的方法来提醒自己吃药,比如手机闹钟,或者有些手机 APP 也可以实现。

(王晓星)

二、肺移植术后常用药物

1. 抗排斥反应药物

抗排斥反应药物也称为免疫抑制药物,是肺移植术后最重要的药物,需要终身使用。这些药物能减弱免疫系统的功能,抑制身体对新肺的排斥反应;但免疫功能的降低也会导致各种感染的可能性增加。医生会根据您的新肺状态、感染风险、药物耐受性、药物相互作用等因素来调整这些药物的类型或剂量。

（1）糖皮质激素:一般口服 5mg/ 片的醋酸泼尼松,或 4mg/ 片的甲泼尼龙,用于预防和治疗器官排斥。随着术后时间的延长,剂量会定期改变,最终会长期维持在每天 1～2 片。一般在早餐后服用。

（2）钙调神经蛋白抑制剂:以他克莫司和环孢素为代表,可以抑制免疫细胞的活性,从而抑制排斥反应的发生。使用这类药物时请记住以下几个要点:

▶ 每天两次,在固定时间空腹服药。如 10 点服药,则 8 点至 11 点期间不要进食。

▶ 请注意看清手中药物的规格,确保服用正确的剂量。例如他克莫司有 0.5mg/ 粒和 1mg/ 粒两种规格,环孢素有 25mg/ 粒和 50mg/ 粒两种规格。

▶ 不论是他克莫司还是环孢素,都存在较大的个体间差异,即不同患者的药物需求量差别很大,需要定期监测药物浓度来调整剂量。切记测定药物浓度的抽血时间是服药前 0～30 分钟。务必在抽血后再服药。

▶ 更换厂家或剂型前,请务必获得移植医生的许可,因为不同产品的生物利用度不同,更换期间需要更频繁地监测药物浓度。

▶ 请避免食用葡萄柚或饮用葡萄柚汁,因为这种水果会显著升高药物的浓度而增加不良反应的发生风险。

▶ 如果持续腹泻超过一天,请务必就诊,因为腹泻会严重影响他克莫司的浓度。

▶ 环孢素胶囊含有少量植物油,建议保留铝箔包装分到药盒中,避免胶囊长期暴露在空气中失效。

(3)麦考酚酸酯:包括吗替麦考酚酯胶囊、吗替麦考酚酯分散片和麦考酚钠肠溶片几种剂型,均为活性成分麦考酚酸的酯类衍生物。口服后代谢生成麦考酚酸,能够抑制淋巴细胞增殖,从而预防排斥反应发生。医生会根据新肺状态、感染情况及耐受情况来为您选择剂型和剂量。建议和他克莫司一起空腹服用。麦考酚酸对胎儿有害,如果您有生育的计划,请与移植医生讨论用药方案的调整。

(4)西罗莫司:抑制免疫细胞活化和增殖,从而抑制排斥反应发生。每日服药一次,建议空腹服用。需要定期测定药物浓度。由于西罗莫司的体内浓度变化较慢,调整剂量后1周才能达到新的稳定状态,所以调药后不必急于抽血测定。服药期间避免食用葡萄柚或饮用葡萄柚汁。

2. 预防感染药物

（1）复方磺胺甲噁唑：为磺胺甲噁唑和甲氧苄啶组成的复方制剂，每日 1 片或隔日 2 片口服，用来预防一种肺移植患者易感的严重肺部感染。由于安全性较好，预防效果明确，一般需要终身使用。

（2）更昔洛韦、缬更昔洛韦：为肺移植术后预防和治疗巨细胞病毒感染的抗病毒药物。更昔洛韦为注射液，缬更昔洛韦为口服片剂，一般住院期间使用更昔洛韦静脉输注，出院后切换为缬更昔洛韦片口服。医生会根据您的肾功能、白细胞水平等指标来调整药物剂量。

饮食可增加缬更昔洛韦的吸收和利用，建议与餐同服。巨细胞病毒感染的预防和治疗均有相应的疗程，请务必在医生的指导下停药。

（3）两性霉素 B：雾化给药用于预防真菌感染，一般用至术后 3 个月。药物需要放冰箱冷藏保存，使用时溶于灭菌注射用水，每日 2 次雾化吸入。与全身用药相比，雾化给药的不良反应小，可能有咳嗽、恶心、味觉改变等副作用，停药后可恢复。

（4）伏立康唑：为肺移植术后预防和治疗曲霉感染

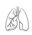

的抗真菌药物。使用时请注意以下要点：

▶ 建议空腹服用，每 12 小时一次。

▶ 需要定期测定药物浓度，与他克莫司同时服用的好处在于可以同时抽血测定药物浓度。

▶ 伏立康唑能显著升高抗排斥反应药物的浓度，在开始使用伏立康唑前及停药后均需要调整抗排斥反应药物的剂量，请务必遵医嘱用药，不要自行停用伏立康唑，这会让您的新肺遭遇排斥反应的风险大大增加。

▶ 大多数不良反应，如恶心、乏力、幻觉、肝功能异常等都可在停药后恢复。治疗期间务必定期复查，尽量避免阳光暴晒，如果出现明显的皮疹、幻觉、疼痛等症状，请及时联系医生。

（5）泊沙康唑：为肺移植术后预防和治疗霉菌感染的抗真菌药物。使用时的注意要点如下：

▶ 泊沙康唑肠溶片每日服药 1 次，可与或不与食物同服。泊沙康唑口服混悬液需要与维生素 C、高脂食物同服来提高吸收率，一日药量分 3～4 次口服。

▶ 需要定期测定药物浓度，也是在服药前 0～30 分钟抽血测定，注意根据自己的服药时间抽血。

▶ 泊沙康唑能显著升高抗排斥反应药物的浓度，在开始使用泊沙康唑前及停药后均需要调整抗排斥反应药物的剂量,请务必遵医嘱用药,不要自行停用,否则您的新肺遭遇排斥反应的风险会大大增加。

▶ 泊沙康唑的体内浓度变化较慢,调整剂量后7～10天才能达到新的稳定状态,可于调药后1～2周抽血测定浓度。

3. 常用保护性药物

(1)质子泵抑制剂:包括奥美拉唑、兰索拉唑、艾司奥美拉唑、雷贝拉唑等,可抑制胃酸分泌,治疗胃食管反流,以及防治药物相关的消化性溃疡。一般口服其中一种药物,每日早餐前空腹服药一次。医生会根据您的病情及用药情况调整该药的使用。

(2)碳酸钙:为钙补充剂,预防和治疗骨质疏松。一般每次服用1片(含碳酸钙0.75g),一日3次。与食物同服有利于提高钙吸收,因此建议餐中或饭后即刻吞服。也可以在医生指导下使用其他钙补充剂。

(3)骨化三醇:为维生素 D_3 的活性代谢物,用于防治骨质疏松。一般每次1粒(0.25μg),每日1次。同时需要保证适当的钙摄入,因此会与碳酸钙合用。用药期间请注意避免重复使用含维生素 D 的保健品。也可以在医生指导下使用其他维生素 D 补充剂。

(4)阿仑膦酸钠:当存在骨质疏松或骨折风险较高

时,除了补充钙剂和维生素 D,还需要加用阿仑膦酸钠来降低骨折风险。需要注意的是,阿仑膦酸钠的服药方法比较特殊,每周服药 1 次,每次 1 片(70mg)。服药日晨起空腹时首先服用阿仑膦酸钠,用至少 250ml 白水送服后,保持上身直立至少 30 分钟,并且不要进食和饮水,以降低食管发生不良反应的风险。若漏服一剂,应在记起后的第一个早晨空腹服药,不能同日服药 2 次,且仍按原给药方案用药(如每周 1 次)。在接受有创口腔手术前,请告知医生您在使用该药品。

(5)莫沙必利:为促胃动力药,用于治疗消化不良、胃功能障碍等。一次 5mg,每日 3 次,餐前或餐后服用均可。

(6)比索洛尔:为心血管系统药物,主要用于控制心率。医生会根据您术后的情况,酌情减停该药。注意需要逐渐减停,突然停药会导致症状加重。

(7)阿司匹林:为抗血小板药物,用于预防高风险人群的心血管疾病发作。用法为每次 100mg,每日 1 次。为避免破坏肠溶性包衣,请勿掰开、压碎或咀嚼药片。食物会延缓阿司匹林肠溶片的吸收,但药物的吸收不受影响。因此为减少胃肠道不适,可以与餐同服。

(8)阿托伐他汀:用于治疗高脂血症,降低心血管疾病风险。日间或夜间服药均可。医生会根据降脂效果来调整您的降脂治疗方案。

（9）托拉塞米：为利尿药，消除水肿，促进体内多余的水分以尿液形式排出。一般从小剂量开始给药，根据尿量逐渐调整，请按照医生的指示服药。请勿擅自大幅度增加药量，因超过该药的最大有效剂量时不会产生进一步的利尿作用，反而会增加不良反应风险。托拉塞米会增加钾的排出，需要联合补钾药物一起使用。

（10）氯化钾：为补钾药，预防和纠正低钾血症。可以与食物同服来减少胃部不适。使用缓释片时需要用整口水吞服，不要咀嚼或掰开。服药后白色的缓释片辅料会随大便排出。

（王晓星）

三、免疫抑制药物常见相互作用

对于移植患者来说，药物方面一个注意要点就是相互作用。许多药物，包括中草药在内，会明显影响免疫抑制药物的代谢，导致其浓度升高或降低，因此移植患者用药时需谨慎再谨慎。表4-1列出与免疫抑制药物有相互作用的部分药物，供您参考。请牢记我们在本章开头提出的原则:**如果没有医生的同意,不要自行加用草药、中成药或非处方药。**

表 4-1　与免疫抑制药物有相互作用的部分药物

作用	抗感染药物举例	其他药物举例	中成药举例
明显升高免疫抑制药物浓度	氟康唑、伊曲康唑、伏立康唑、泊沙康唑、红霉素、克拉霉素、利托那韦	地尔硫䓬、维拉帕米、塞瑞替尼	五酯胶囊、枣仁安神颗粒、苏黄止咳胶囊
明显降低免疫抑制药物浓度	利福平、利福喷丁	卡马西平、恩扎卢胺	圣约翰草
合用时增加不良反应风险	链霉素、萘普生	辛伐他汀、秋水仙碱、地高辛	

（王晓星）

四、常用药物浓度监测

1. 他克莫司 / 环孢素

测定服药前的浓度,即谷浓度,一般在早上服药前

0~30分钟抽血,抽血后服药,不受饮食影响。用药调整3天后即可测定。需长期、定期测定浓度,医生会根据药物浓度调整您的服药方案。

2. 西罗莫司

测定服药前的浓度,即谷浓度,一般在早上服药前0~30分钟抽血,抽血后服药,不受饮食影响。用药调整7~10天后即可测定。需长期、定期测定浓度,医生会根据药物浓度调整您的服药方案。

3. 麦考酚酸

如果您使用吗替麦考酚酯胶囊或分散片,在某些情况下,如反复感染、白细胞计数低等,医生会要求您测定药物活性成分麦考酚酸的浓度。具体方法是在服药前0.5小时、服药后0.5小时和服药后2小时分别抽血,根据3个时间点的药物浓度计算出麦考酚酸的药物暴露量。抽血不受饮食影响。医生会根据结果评估您的服药方案。

4. 伏立康唑

测定服药前的浓度,即谷浓度,一般在早上服药前0~30分钟抽血,抽血后再服药,不受饮食影响。用药调整3天后即可重新测定。由于伏立康唑的不良反应多与浓度过高有关,因此医生会在您服药期间定期测定伏立康唑的药物浓度,以调整您的服药方案。

5. 泊沙康唑

测定服药前的浓度,即谷浓度,一般在早上服药前0～30分钟抽血,抽血后服药,不受饮食影响。用药调整1～2周后即可测定。由于泊沙康唑口服混悬液的吸收率不高,医生会在您服药期间定期检测泊沙康唑的药物浓度以确保药物暴露量达标。

(王晓星)

五、出院前用药处方

您出院之前会有肺移植的药师详细交代各种口服药物的用途、用法和用量,并交给您一份口服用药清单(表4-2)。可能会有一部分住院期间使用的药物,尤其是静脉输注药物停用或改为口服。如果您有疑问请务必当场问清楚,不要把问题带回家。

回家后,找一个小朋友够不到的、阴凉、干燥、避光的地方存放它们。需要冷藏的药品务必放到冰箱里。所有药品都保存在原包装中,可以提前一周将要用的药取出来摆进药盒。

表 4-2　出院口服药物清单示例

药物	早餐前/餐中	早餐后	10:00（8时—11时禁食）	午餐后	晚餐后	22:00（20时—23时禁食）	备注
醋酸泼尼松片		4片/20mg					预防排斥反应
他克莫司胶囊			1粒/0.5mg			1粒/0.5mg	
麦考酚钠肠溶片			2片/360mg			2片/360mg	
伏立康唑片			1片/200mg			1片/200mg	感染防治
复方磺胺甲噁唑片		1片					
缬更昔洛韦	1片/450mg 随餐						
艾司奥美拉唑镁肠溶片	1片/20mg 早餐前						抑酸护胃

您在移植术后服用的药物可能有很多副作用,您可能会体验到其中的几种或全部。请将您的症状记录下来并报告给医生,以便我们试着帮您缓解。最常见的不良反应包括脱发、手抖、恶心、水肿、皮肤容易淤青、失眠、肌肉无力等。由于药物治疗方案会不断调整,建议将服药情况和症状简要记录下来,包括药名、用量、浓度等,方便医生追溯。例如做成像表 4-3 这样的表格。

表 4-3 用药记录表

日期	药物	剂量	浓度 / 症状

规律用药是保障新肺健康工作的重要前提,不要漏服任何一粒抗排斥反应药物。如果您在服药 20 分钟内出现剧烈呕吐,可以立刻补服正常剂量的药品。如果您持续呕吐以致无法服药,请及时就诊。

如果不小心漏服一次抗排斥反应药物,可以参考以下策略补服,即距离下次服药还有给药间隔一半以上的时间,可以立即补服。例如,应该上午 10:00 服用的 2 粒他克莫司胶囊在中午 12:00 时发现漏服,这时候距离下次服药时间(22:00)10 个小时,大于给药间隔(12 小时)的一半,可以立即补服 2 粒,22:00 正常服用他克莫司胶囊 2 粒;如果在 17:00 发现漏服,这时候距离下次服药时间(22:00)5 个小时,小于给药间隔(12 小时)的一半,那就不要再补,按原来的时间表在 22:00 服用正常剂量 2 粒。**请千万不要一次服用双倍剂量的药物来弥补!**

（王晓星）

第五章 肺移植营养

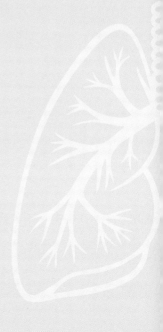

一、肺移植术前营养管理

国内外的广泛研究表明,肺功能不全的患者往往伴随着营养状况不佳,具体表现为能量及营养素的摄入不足、过量或不均衡。营养不足不仅会导致体重下降、生长发育迟缓,还可能引发维生素与矿物质缺乏,进而削弱机体的免疫力、延缓伤口愈合速度,并增加感染风险。营养过剩则可能诱发超重、肥胖等代谢性疾病,同样不利于健康。

尽管肺移植手术的预后受多因素调控,但患者的营养状况是一个至关重要且可积极干预的因素。因此,我们强烈建议您在接受肺移植手术前,尽早前往营养科门诊进行专业评估。在这里,经验丰富的营养科医生将根据您的具体情况,量身定制一套科学合理的营养治疗方案,旨在优化您的术前营养状态,防止营养状态进一步恶化,为肺移植手术的成功开展奠定坚实的基础。

维持理想的体重对于保护术前肺功能及减少术后并发症具有重要意义(图 5-1)。研究表明,体重指数(body mass index,BMI)过低($< 17kg/m^2$)或过高($> 27kg/m^2$)均会显著增加术后并发症的发生风险。因此,在等待肺移植手术期间,您应在营养科医生的专业指导下,积极调整饮食结构,力求将 BMI 控制在 17~27kg/m² 的理想范围,以促进手术的成功与术后的快速康复。

总之,良好的营养管理是终末期肺病患者肺移植手术成功的重要保障。

 体重指数计算公式

$$体重指数(kg/m^2) = \frac{体重(kg)}{身高的平方(m^2)}$$

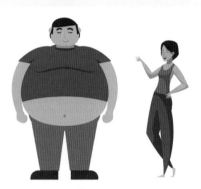

图 5-1 术前肥胖或消瘦均增加术后并发症风险

1. 术前体重偏低

在肺移植患者群体中,营养不足现象颇为普遍,占比可达 30%~40%。这一状况不容忽视,因为术前体重显著减少,往往预示着患者肺功能失代偿的加剧,进一步影响患者的运动能力(如六分钟步行距离缩短)及术后康复的顺利程度,甚至与病死率的上升紧密相关。

在等待肺移植手术期间,患者面临多重挑战,导致营养摄入不足与体重下降。疾病本身的消耗,治疗药物的副作用,如恶心、呕吐、腹泻、食欲缺乏及味觉改变等,均成为患者正常进食的障碍。

针对体重偏低(BMI < 17kg/m^2)的患者,我们诚挚建议您寻求专业营养科医生的协助。通过一对一的营养评估,医生将为您量身打造个性化的营养改善计划。建议采取少量多餐的饮食模式,优选富含蛋白质与营养的瘦肉、蛋类、奶制品及鱼虾等食材(表5-1)。此外,适当补充维生素与微量元素制剂,有助于纠正因营养不足而导致的营养素缺乏问题。

若常规饮食难以满足身体所需,我们可考虑使用口服营养补充剂作为辅助。对于进食困难或营养吸收障碍的患者,鼻饲管的使用可能成为必要的营养支持手段。而面对胃肠功能受损或肠内营养供给不足的情况,静脉肠外营养则成为确保患者获得足够能量与营养的关键途径。

值得注意的是,虽然汤品与粥类在某些情境下具有一定的营养价值,但其整体营养密度较低。因此,除非有特定需求,否则建议患者在正餐时避免以汤类或粥类为主食,以确保获得全面而均衡的营养摄入。

表 5-1　一日餐举例

餐食	分类	用量
早餐 (食物生重)	主食	1~2 两(50~100g)
	牛奶	250ml
	煮鸡蛋	1 个
加餐	核桃	2~3 个
午餐 (食物生重)	主食	1~2 两(50~100g)
	瘦肉类	75~125g
	或鱼虾类	120~200g
	蔬菜类	150~250g
加餐	苹果	200g
晚餐 (食物生重)	主食	1~2 两(50~100g)
	豆腐	150~250g
	或其他豆制品	75~125g
	或鱼虾类	120~200g
	蔬菜类	150~250g
加餐	酸奶	100~200g
全日烹调用	植物油 20~25g,食盐 < 5g	

注:黄色字体代表主要提供碳水化合物;绿色字体代表主要提供优质蛋白质;紫色字体代表主要提供脂肪。

2. 术前肥胖

约有五分之一的肺移植患者面临肥胖问题。研究显示,体重超重者(BMI > 27kg/m²)在术后 90 天内发生严重不良结局的风险,竟是体重正常者的 5 倍。此外,肥胖状态本身就会增加移植手术的整体风险,对患者的术后康复构成挑战。

因此,我们强烈建议,若您被归为肥胖类别,务必在术前的关键时期,积极寻求专业营养科医生的指导与帮助。参考图 5-2 所示的术前饮食原则,通过科学合理的饮食调整方案,尽可能减轻体重,优化身体状态,从而降低手术风险。这一过程不仅是对肺移植手术的准备,更是对自身健康的一份长远投资。

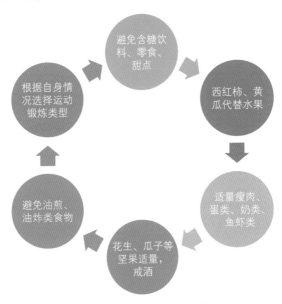

图 5-2　肥胖患者的肺移植术前饮食原则

3. 术前血糖血脂异常

（1）均衡膳食，主副相宜：每餐应确保食物种类多样，主食与副食搭配合理，注重粗细粮结合，建议粗粮占比三分之一。

（2）规律进餐，量需适宜：每日至少三餐且定时定量。主食选择应避免粥类、糊类等易升高血糖的食物；同时，应将马铃薯、山药、藕、芋头、荸荠、毛豆等富含淀粉的食材视作主食。

（3）健康烹饪，清淡为上：推荐采用蒸、煮、炖、熬、汆、温拌等低油低盐的烹调方式。尽量避免煎、炸、油淋等高脂烹饪方法，并减少勾芡、裹粉等可能增加热量与脂肪摄入的做法。

（4）血糖管理，水果慎选：餐后血糖应控制在10mmol/L 以内，选择低血糖生成指数（glycemic index，GI）的水果，且食用量不宜超过 200g。若血糖水平未达标，建议以西红柿、黄瓜等低糖蔬果作为替代。

（5）餐后运动，量力而行：根据个人健康状况，餐后半小时可进行适量的有氧运动，以促进食物消化，同时也有助于体重管理与血糖控制。请注意，运动时应以不感到过度疲劳和呼吸困难为原则，适时调整运动强度与时间。

（乐知音）

二、肺移植术后早期饮食原则

1. 合理过渡饮食,过渡顺序为:水→流食→半流食→软食→普食(图 5-3)。无肛门排气前忌食豆类、牛奶等易产气食物。菜汤及肉汤在术后早期仅可少量进食,以滋养胃肠道、促进食欲,不作为主要食物提供营养物质。

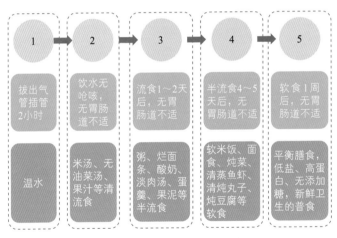

图 5-3　肺移植术后早期饮食过渡顺序

2. 控制液体摄入量,包括水、粥、汤、奶类、果汁、营养液等,以符合术后恢复不同时期对液体摄入量的要求。

3. 保证总能量摄入,建议高蛋白、低脂肪、低糖、低盐、高钙饮食,监测血清电解质。

4. 饮食清洁卫生,忌生冷、黏腻、辛辣、不新鲜的食物。

5. 少食多餐,控制每餐食量,促进胃肠功能恢复,忌暴饮暴食。

6. 谨慎食用影响免疫力的各类食物及保健品,如各种参类、冬虫夏草、黄芪等。

7. 忌食对药物浓度有影响的食物,如葡萄柚。

(陈　禹)

三、肺移植术后长期饮食原则

1. 饮食原则

饮食过渡从流食→半流食→软食→普食逐步进行。

(1)根据首次出院时营养科医生为您制定的饮食方案管理日常饮食。

(2)您需要注意,食欲是主观信号,可能反映的不是您的真实需求:肺移植术后胃肠道供氧改善,您往往会高估自己的食欲,容易出现过量进食,尤其在长期禁食之后。而此时的消化道、消化腺功能并未如缺氧一样得到快速改善,建议您在保证不发生低血糖的情况下,每次进餐保持轻微的饥饿感,少量多次进餐,以促进胃肠功能的恢复,避免过量进食导致胃轻瘫甚至肠梗阻。

（3）注意荤素搭配、营养素均衡,选择易消化的熟食。

（4）根据血液化验值的高低来调节饮食中相关矿物质、营养素的含量。常见食物铁含量及胆固醇含量见表 5-2,常见食物钙含量见表 5-3。

表 5-2　常见食物铁含量及胆固醇含量

每 100 克食物可食部	铁 /mg	胆固醇 /mg
鸭血	30.5	95
鸭肝	23.1	341
鸭胗	4.3	153
鸭胸肉	4.1	0
鸡肝	12	356
鸡胗	4.4	174
鸡血	25	170
猪肝	22.6	288

续表

每 100 克食物可食部	铁 /mg	胆固醇 /mg
猪血	8.7	51
瘦猪肉	3	81
瘦牛肉	2.8	58
酱牛肉	4	76
牛肚	1.8	104
瘦羊肉	3.9	60
鲍鱼	22.6	242
蛏子	33.6	131
鲜海参	13.2	51
牡蛎	7.1	100
蚬子	11.4	257

注:动物血、动物内脏、禽畜肉、鱼虾水产品所含的铁为血红素铁,易于吸收。数据来源:参考《中国食物成分表(第 6 版)》。

表 5-3　常见食物钙含量

食物钙含量 (每 100 克可食部)	食物名称
极高钙含量食物 (500~1 200mg)	包括奶粉、虾米、小虾、芝麻和奶酪,以及一些干蘑菇、豆腐干和干的、脱水加工后的叶菜类

续表

食物钙含量 （每100克可食部）	食物名称
高钙食物 （150～＜500mg）	包括干大豆、芸豆、海带、木耳、贝壳类水产、少部分鱼类、草虾、河虾、蟹类、少部分叶菜（如油菜）、奶类
较高钙食物 （50～＜150mg）	包括鲜奶类和酸奶、大多数深绿色叶菜和花菜、大多数鱼类、各类豆腐、除豆浆外的大多数豆制品、蛋类、坚果类
较低钙食物 （20～＜50mg）	包括大部分的浅色蔬菜、部分鲜豆类、豆芽、大多数根茎类、水果中的柑橘类、部分面包及蛋糕、部分杂粮等
低钙食物 （＜20mg）	包括米饭和面条等主食、肉类、禽类、大多数瓜菜或果菜、内酯豆腐、除柑橘类外的其他大多数水果

数据来源：参考《中国食物成分表（第6版）》。

促进和抑制钙吸收的因素

1. 促进钙吸收的因素：维生素D、蛋白质食物、乳糖。

2. 抑制钙吸收的因素：粮食中的植酸和某些蔬菜（如菠菜、竹笋、蕨菜、薤菜）中的草酸和碱性药物，可降低钙的吸收率。

2. 肺移植术后患者免疫力低下,较普通人易感染,应注意饮食卫生,餐具专人专用,避免引起腹泻;忌生冷辛辣食品、生鲜食品,如生鱼片、各类海鲜、未经消毒的鲜果汁等,因未经烹煮的生食中含有潜在的细菌、病毒、寄生虫等。

3. 忌食增加或降低免疫力的食物或保健品(如人参、西洋参等各种参类及虫草)。

4. 忌食影响抗排斥反应药物浓度的食物,如含有呋喃香豆素的食物,它们会影响他克莫司及环孢素的药物代谢。呋喃香豆素含量比较高的食物是葡萄柚/西柚,红心柚及沙田柚中的含量也不低,建议您避免食用。柑橘、橙子、无花果、柠檬、芹菜、胡萝卜、油菜、蘑菇、花椒也都含有呋喃香豆素,应谨慎食用,但可以少量食用,并且不同时食用此类食物。避免大量食用所有果汁及花果茶饮料(如可能含有葡萄柚的甜品杨枝甘露),研究表明黑桑葚果汁、葡萄汁、石榴汁及黑莓汁均有不同含量的呋喃香豆素。

5. 肺移植术后因长期口服糖皮质激素,易导致或加重骨质疏松;免疫抑制剂不仅抑制肠道吸收钙,而且会加速钙排出。因此,饮食中应注意膳食均衡,合理补钙。忌食碳酸饮料,因其会影响钙质的吸收。

6. 由于免疫抑制剂可引起高血脂、高血糖、高血压等问题,因此肺移植术后患者宜低盐、低脂、糖尿病饮食,保证摄入足量的新鲜蔬菜,尽量不吃精加工的食品(如蛋糕、点心、火腿肠等)。

7. 术后服用激素会出现食欲亢进的现象,应注意控制进食量,避免体重增长过快而影响药物浓度、增加心肺负担。如果体重持续增加,建议寻求营养科医生的专业指导。

(乐知音)

四、肺移植术后饮食注意事项问与答

1. 低糖饮食

问: 肺移植术后为何需要低糖饮食?

答:(1)自身患有糖尿病、高脂血症或肥胖的患者,需要低糖饮食。

　　(2)术后需长期服用激素类药物,容易诱发血糖异常,需要低糖饮食。

问: 如何做到低糖饮食?

答:(1)三餐定时定量,规律加餐,每餐主副食均衡搭配,有粗有细,增加膳食纤维摄入量。

（2）放宽主食限制，尽量不喝粥，不食用添加糖。

 添加糖

指人工加入到食品中的糖。常见有葡萄糖、果糖、蔗糖（白砂糖、绵白糖、冰糖、红糖）、果葡糖浆等。含糖饮料、点心、蛋糕、果脯及很多零食中都含有添加糖。建议每日添加糖摄入量不超过 50 克。糖尿病患者不食用添加糖。

（3）了解食物 GI 值，多选择低 GI 食物。

 血糖生成指数（GI）

反映了食物引起血糖升高的程度。高 GI 食物消化快、吸收完全，对血糖影响大；低 GI 食物消化、吸收缓慢，对血糖影响小。GI > 70 为高 GI 食物，如大米饭、富强粉馒头、烙饼、胡萝卜等。GI≤55 为低 GI 食物，如牛奶、山药、大豆、苹果、梨、樱桃等。

（4）限制饮酒。

2. 足量蛋白质饮食

问：为何肺移植术后要足量蛋白质饮食？

答：（1）术前因摄入不足和疾病因素，导致蛋白质营养不良。

（2）手术期间，机体消耗大量的蛋白质。

（3）术后服用激素类药物，加速蛋白质分解。

问：如何保证蛋白质的摄入量？

答：（1）多摄入富含优质蛋白质的食物，包括禽畜
　　　肉、鱼虾贝等水产品、蛋类、奶类及奶制
　　　品、豆类及豆制品。

　　（2）如膳食蛋白质摄入不足，可适量补充蛋白
　　　粉，优选乳清蛋白粉，蛋白质含量≥70%。

蛋白质补充注意事项

禽畜肉以瘦肉为主。烹饪方式以炖、蒸煮、炒为主，尽量不要煎炸。不要生食鸡蛋及水产品。不要只喝汤、不吃肉，肉汤中蛋白质含量极少。尽量不食用加工类肉制品。

3. 低盐饮食

问：为何肺移植术后要低盐饮食？

答：激素类药物会导致机体水钠潴留，严重时可
　　引发高血压、移植肺水肿、心力衰竭等问题。
　　因此，除非医生有特殊交代，否则肺移植术后
　　要限制钠盐及含钠调味品的摄入。

问：如何做到低盐饮食？

答：（1）人的味觉是逐渐养成的，要加强健康教
　　　育、强化健康观念，改变烹饪和饮食习惯，

培养清淡口味。

（2）选择新鲜食材，保留食物的天然味道，减少调味品的使用。

（3）烹饪时，可以使用醋、葱、姜、蒜、花椒等提高菜肴的鲜香味，减少食盐、酱油、鸡精的使用。

（4）烹饪时，快出锅时再加盐，可在保持同等咸度的情况下，减少盐的用量。

（5）限制咸菜、酱菜、腌制菜、深加工食物的摄入。注意隐性钠的问题，虽然一些加工食品和预包装食品吃起来没有咸味，但在加工过程中都添加了钠盐，如饼干、面包、面条、薯条、爆米花、坚果等，所以应少食加工食品。

（6）少喝汤，不食用菜汤泡饭、盖浇饭等食物。

（7）养成看食物标签的习惯，尤其注意含钠量。

4. 监测血钾，调整饮食

问：肺移植术后为何会出现血钾异常？

答：血钾异常与所服用的药物有关。如环孢素、他克莫司会导致高血钾，糖皮质激素、呋塞米或托拉塞米会导致低血钾。因此，肺移植术后需要定期监测血钾,根据血钾水平,调整饮食。

问: 如何调整膳食中钾的摄入量?

答: (1)增加钾的摄入量,多吃富含钾的食物(表
5-4),必要时可适量饮用鲜榨蔬果汁,也可以
食用一些果干,如葡萄干、杏干、桂圆干等。

(2)减少钾的摄入量,少吃富含钾的食物,不
饮用蔬菜汤、鲜榨蔬果汁,建议叶菜焯水
后温拌食用。

表 5-4　常见高钾食物(每 100g 可食部含钾＞200mg)

类别	食物名称
水果类	鳄梨、红果、海棠果、杏、鲜枣、樱桃、石榴、沙棘、黑加仑、柑橘、橙子、柠檬、香蕉、芭蕉、菠萝蜜、桂圆、番石榴、榴莲
蔬菜类	红心萝卜、水萝卜、青萝卜、胡萝卜、芥菜头、根芹、鲜蚕豆、鲜毛豆、鲜豌豆、豆角、辣椒、茄子、小西红柿、秋葵、苦瓜、栗面南瓜、蒜苗、红葱、菜葱、韭菜、菜心、红菜薹、鸡毛菜、娃娃菜、乌塌菜、芥菜、甘蓝、芥蓝、白菜花、菠菜、冬苋菜、莴笋叶、空心菜、鲜竹笋、鲜春笋、白笋干、鲜百合、干百合、鲜黄花菜、鲜芦笋、鲜茨菇、鲜菱角、水芹菜、茭白、荸荠、马铃薯、莲藕、山药、芋头、蒲公英叶、蕨菜、苦菜、鱼腥草
坚果类	葵花籽、花生仁、开心果、腰果、榛子仁、杏仁、松子、核桃

数据来源:参考《中国食物成分表(第6版)》。

5. 高钙饮食

问：为何肺移植术后要高钙饮食？

答：（1）糖皮质激素影响骨质形成。

（2）免疫抑制剂影响钙吸收、加速钙排出。

问：如何增加膳食中钙的摄入？

答：（1）日常膳食中增加富含钙的食物摄入，包括奶类及奶制品、豆类及豆制品、水产品、坚果、蛋黄等。

（2）把奶类及奶制品作为日常膳食组成的必需品，可多样化选择。

（3）常吃大豆及各类豆制品。

（4）烹饪肉类时，可适量加醋，以促进钙的吸收。

（5）在补钙的同时要监测 25- 羟维生素 D_3，如缺乏，应在医生的指导下进行合理补充。

6. 腹泻的应对

问：为何肺移植术后容易出现腹泻？

答：（1）长期用药引起的胃肠道反应。

（2）长期、大量使用抗生素，可导致抗生素相关性腹泻。

(3)免疫力下降,食用不洁净食物后,更易发生腹泻。

(4)饮食不当,如暴饮暴食、过高蛋白及过高脂肪饮食、刺激性饮食等,导致胃肠功能紊乱,引起腹泻。

问:如何应对术后腹泻?

答:(1)正确分析引起腹泻的原因。

(2)饮食以清洁、卫生、新鲜为基本准则。

(3)使用抗生素期间,建议常规使用肠道益生菌,选择性使用膳食纤维,以调节肠道菌群;平时可根据患者胃肠道情况,定期给予益生菌制剂。

(4)少食多餐,食不过饱,荤素搭配,膳食均衡。

(陈　禹)

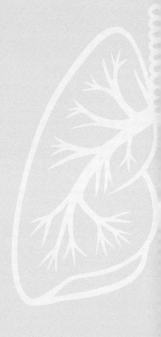

第六章 肺移植康复

一、吞咽功能评估与康复

1. 为什么肺移植术后可能出现吞咽障碍？

在您术中及术后恢复过程中需要建立人工气道，无论是气管插管还是气管切开，都可能影响您的吞咽功能（图 6-1）。例如气管插管可能会造成唇齿舌的损伤、口腔和咽喉部的黏膜炎症及水肿等，这些均会影响您的正常吞咽功能。

研究显示，置管时间越长，吞咽障碍发生率越高。气管插管时间超过 48 小时，吞咽障碍发生率约为 51%；气管切开及置管超过 72 小时是吞咽障碍发生的独立危险因素。

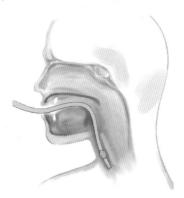

图 6-1 人工气道影响吞咽功能

2. 肺移植术后出现吞咽障碍怎么办?

肺移植术后吞咽功能评估已经成为常规且必须进行的评估项目之一。因为如果您存在吞咽障碍,进食或饮水过程中有可能造成误吸,也就是食物和水误入气管和肺部,这可能导致严重的肺部感染,甚至危及生命。

在肺移植术后生命体征稳定后,您的主管医生会请康复科会诊,由专业的言语治疗师对您进行吞咽功能评估。如果术后评估吞咽功能正常,言语治疗师会告诉您之后进食或饮水的注意事项;如果吞咽困难,那么言语治疗师会对您进行规范的治疗及训练(图6-2),力求吞咽功能尽快恢复,以减少术后误吸的发生。

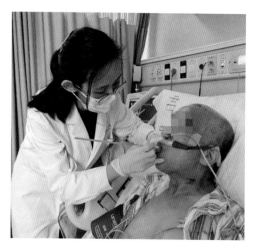

图6-2　床旁吞咽功能训练

3. 术后进食饮水的一口量及性状如何选择？

言语治疗师会根据您当前的吞咽情况给出进食建议，主要是一口吃多少（一口量）和吃什么样的食物（食物性状），还可能规定每餐的进食量。关于一口量，我们会告知您安全的一口量是多少，并用您的餐具做示范；至于食物性状，您可能需要进一步加工食物，比如用搅拌机打成质地均一的糊状，或者选择细面条、疙瘩汤、小馄饨，再逐步过渡到软烂的饭等，这个过程有些类似给婴儿添加辅食的过程。

需要注意，进食饮水的禁忌一定要遵从您主管医生的要求，如不能吃西柚，每天适当控制液体总入量等，在严格执行医嘱的前提下，安全进食饮水。吃什么样的食物，主食、蔬菜、蛋、奶、肉能不能吃以及吃多少，应遵循营养科医生的建议，言语治疗师只强调将食物处理成什么样子和一口吃多少。

4. 术后进食饮水如何避免呛咳及咽部残留？

（1）进食饮水须保持清醒及状态良好，端坐或靠坐90°最佳（如不能保持坐位，床头角度应升高至30°），稍低头，切勿仰头。

（2）吞咽一口完成，再吃下一口。每餐进食后，清理口腔；低头以及看两侧肘部这三个点空吞咽；清嗓子,保证口腔及咽部无残留。

（3）进食完成后不能立刻躺平,避免胃食管反流。

（4）如果进食过程中出现呛咳、窒息等情况,立即停止进食,迅速寻求医生帮助。

（5）经口进食饮水期间,注意观察体温有无升高,痰量有无明显增多,支气管镜检查时观察镜下气道内是否存在误吸的食物残渣等,如果存在上述问题,应暂停进食,并及时向主管医生和言语治疗师反映。

（郑　爽）

二、呼吸训练与排痰技巧

呼吸练习可以帮助您在术后更好地膨胀移植的肺脏,减轻自己呼吸用力的负担。当您定期练习时,它们还能帮助您排出痰液,让您感觉呼吸更顺畅,让空气中的氧气更好地进入体内。您可能会发现,进行呼吸训练时,指氧饱和度上升了!

下面是几个呼吸训练方法：

1. 缩唇呼吸

1. 可以减少您呼吸所需的努力。
2. 有助于排出困在肺内的残气，让您有更多的肺泡处于可吸入新鲜空气的状态。
3. 可以促进您放松情绪。
4. 能缓解呼吸短促。

练习缩唇呼吸的方法（图6-3）：

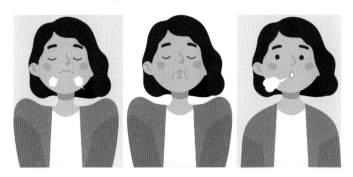

图6-3　缩唇呼吸练习

（1）闭上嘴的同时，用鼻子深吸一口气，数到2。按照这个模式，在头脑中重复"吸气、1、2"。呼吸不必很深，正常吸气就可以了。

（2）双唇合拢，就像您要吹口哨或吹灭生日蛋糕上的蜡烛一样,这就是所谓的"缩唇"。

(3)继续噘起嘴唇的同时,慢慢呼气数到 4。不需要非常用力地快速呼气,而是用嘴慢慢地呼出来就可以。

2. 深呼吸与屏息

深呼吸可以让您呼吸到更多的新鲜空气,更好地膨胀您的新肺脏。最好将这个练习和其他日常呼吸练习一起做,每次 10 分钟,每天 3~4 次(图 6-4)。

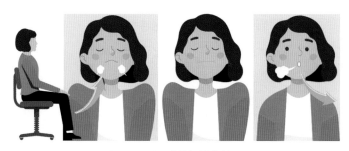

图 6-4　深呼吸与屏息练习

(1)坐在有靠背的椅子或者轮椅上,肘部向后有利于放松。这可以让您的胸部更充分地扩张。

(2)用鼻子深深吸气。

(3)屏住呼吸,数到 5。

(4)用嘴慢慢深呼,把空气释放出来,直到您感觉吸入的空气已经被完全释放出来。

3. 用力呵气与咳嗽

更换的新肺脏里没有神经支配,您可能不能很好地感知痰液的存在,也不能很好地咳出痰液,痰液会更容易在肺部积聚。用力呵气是一种促进排痰的呼吸运动,旨在帮助您有效地咳出痰液,而不会让您感觉太累(图 6-5)。

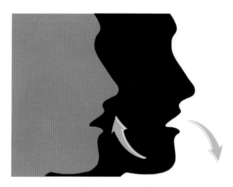

图 6-5　呵气练习

(1)找一个舒服的坐姿,可稍微前倾身体。用嘴吸气,比正常呼吸稍微深一点。

(2)激活您的腹部肌肉,在发出"哈,哈,哈"的声音同时,分三次均匀地呼吸把空气呵出去。想象您对着镜子呵气,使它蒙上蒸汽。

4. 激活膈肌的呼吸

膈肌是参与呼吸工作的重要肌肉。您之前所患

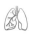

的肺部疾病往往导致您更多地依赖颈部、肩部和背部的附属肌肉呼吸,而不是膈肌。学会使用膈肌呼吸(图6-6)有助于重新训练这块肌肉,使其更有效地工作。

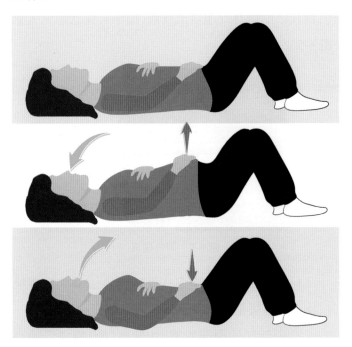

图6-6 膈肌呼吸练习

(1)您可以坐着或躺着,放松您的肩膀,把一只手放在您的胸部,另一只手放在您的腹部。

(2)用鼻子吸气2秒,感觉您的腹部向外移动。如果您的腹部比胸部动得多,那就是正确的。

(3)嘬起嘴唇,用嘴慢慢呼气,同时手轻轻地按在腹部。这将增强您释放空气的能力。

(4)尽您所能地重复练习。

如果您有困难,请与您的医生或康复治疗师沟通。

(王思远)

三、有氧运动及抗阻训练

什么是有氧运动呢? 简单说,就是在氧气比较充分的条件下,全身主要肌群参与进行的有节律的中低强度运动。有氧运动的特点包括"中低强度、持续时间较长、氧气参与充分"三条,符合这三条的都可以称为有氧运动。

1. 有氧运动的益处

改善肺功能:有氧运动可以帮助增强肺活量,提高氧气的摄取和利用效率。

增强心血管健康:有氧运动有助于改善心脏健康,降低心血管疾病发生风险。

提升体力和耐力:逐渐增加的有氧运动能增强肌肉耐力,使您在日常活动中更加轻松。

改善心理健康:运动能减轻焦虑和抑郁症状,提高整体心理状态。

2. 有氧运动类型推荐

步行:简单易行,适合大多数患者,能够根据个人能力调整速度和时间。

骑自行车:可以在室内或室外进行,适合那些希望增加腿部肌肉力量的患者。

游泳:对关节友好,能提高全身肌肉的耐力,但需确保水温适中,以避免呼吸道刺激。

椭圆机或跑步机:需在康复中心的监控下使用,可调节运动强度。

选择合适的有氧运动类型,首先要判断自己的体能情况。体能较好的,可以选择户外活动,如步行、跑步,或游泳;体能较差且需要吸氧来维持血氧稳定的,可以选择室内活动,如踏车、床旁踏步、短距离折返行走。

3. 制定有氧运动方案

初始评估:开始前应进行全面的身体评估,包括肺功能测试和心血管健康评估。

逐步增加强度:从每次5～10分钟的低强度运动开始,每周增加5分钟,逐渐达到30分钟。

频率:建议每周进行 3～5 次有氧运动为宜,每次的训练时间在 20～30 分钟比较合适;对于完成困难的,可以采用间歇运动的方式(即活动 2 分钟、休息 1 分钟)。

4. 有氧运动前的准备

进行活动前需要患者进行简单的拉伸和热身,这个过程为 5 分钟左右。

选择适合运动的鞋子,不要穿高跟鞋及拖鞋进行运动。

建议佩戴运动腕带,每次记录自己的活动时间、距离及心率情况,以便于复查时医生能够参考,并给出合适的建议。

5. 运动安全与监测

心率监测:使用心率监测仪器,确保在安全范围内运动。

指氧饱和度监测:使用指脉氧检测仪(见第三章图 3-2),保持指氧饱和度在安全水平(通常不低于 90%)。

注意症状:如感到胸痛、极度呼吸困难或疲劳,应立即停止运动并寻求医生帮助。

6. 专业指导与个体化计划

康复专家指导:最好在物理治疗师或运动专家的

指导下进行运动,确保运动的安全性和有效性。

定期评估与调整:根据患者的运动康复进展情况,定期调整运动计划。

考虑合并症:制定有氧运动计划须考虑患者的其他健康问题,如心脏病、糖尿病等。

心理支持:提供心理支持和鼓励,帮助患者保持积极的态度。

7. 抗阻运动

抗阻运动是利用外部阻力来增强肌肉力量和耐力的运动形式。常见的抗阻工具包括哑铃、弹力带或自身体重。通过不同的训练方式,抗阻运动可以帮助改善肌肉功能,增强骨密度,提高代谢率。

进行抗阻运动时,可以选择运动弹力带、沙袋等来达到增加肌肉活动负荷的作用。

对肺部疾病患者来说,维持下肢力量尤其重要,特别是股四头肌。股四头肌的训练方法有多种,以下是一些常见的训练动作:

（1）迷你深蹲

▶ 站立,双脚与肩同宽,保持背部直立,靠墙。

▶ 下蹲至大腿与地面平行,然后缓慢起身回到起始位置。

▶ 放一个小凳子,无法支持时可坐下休息。

（2）台阶训练

▶ 找一个稳固的台阶,单脚踩上,向上用力抬起身体。

▶ 反复进行,换另一条腿。

（王思远）

第七章 > 我和肺移植的故事

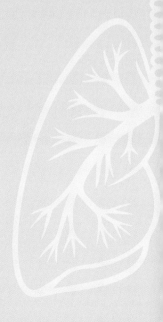

一、肺移植后结婚生子，重启幸福人生

　　我叫孙迎伟，天津人，生于 1987 年 5 月，曾是个健康的小伙子。2010 年 6 月 16 日，我因氨气中毒导致双肺支气管扩张、Ⅱ型呼吸衰竭、肺源性心脏病和皮肤烧伤。此后，我多次因肺部感染住院治疗。2016 年，我又不幸感染了肺结核，呼吸更加困难。白天我需要吸氧，晚上必须戴上无创呼吸机，病情一日重似一日，生活更是雪上加霜。

　　这些年来，我饱受疾病的折磨，心灵也备受煎熬。后来，我听说肺移植手术是终末期肺疾病的最佳治疗方法，这让我看到了新生的希望。在中日友好医院肺移植科开诊的第一天，我的父亲便带着我的影像资料，向专家们咨询了我的病情。陈静瑜院长、梁朝阳主任和陈文慧主任详细了解了我的病情，并通过视频查看了我的身体状况。他们建议我尽早进行肺移植手术，并由陈文慧主任领导的肺移植内科团队负责我术后的治疗和康复。不久后，我恰好在北京卫视看到了《生命缘》的一期节目，讲述了一位患有肺间质纤维化的洪大爷的故事，他在 68 岁生日那天进行了肺移植手术。术前他有严重的

呼吸困难，术后经历了曲折的康复过程，最终顺利出院，恢复了正常的生活。节目最后，众多肺移植患者纷纷发表了他们的心声，这更坚定了我选择肺移植的决心。

2017年12月，我住院进行了肺移植术前评估。全国各地罹患终末期肺部疾病须进行肺移植手术的患者都汇聚于此，术前所有人都在焦急地吸着氧气等待肺源（医生备注：术后，绝大多数患者都能很快脱离吸氧，开始下地行走锻炼）。在术前评估完成后，我选择回家等待合适的肺源。然而，这段等待过程似乎无比漫长，不知何时才会轮到自己。

2018年3月12日，经过3个月的漫长等待，我终于幸运地获得了一位爱心捐献者的双肺，顺利进行了肺移植手术（医生备注：由于此患者患有支气管扩张和严重的右心衰竭，术中突发心脏停搏，紧急实施了ECMO及心肺复苏抢救，最终患者被从生死边缘拉了回来）。术后，我转入ICU治疗，但随之而来的是一系列并发症（医生备注：当时患者并发症包括急性肾衰竭、急性脑梗、脑梗引发的癫痫、右侧肢体偏瘫、支气管吻合口瘘以及严重骨髓抑制等，经过系统的透析、康复、ECMO支持、抗排斥反应治疗，再加上术后多重耐药菌感染的各种药物治疗后患者逐渐好转），整个过程耗费了巨大的人力、物力和财力。即便如此，我的父母从未放弃我，一直坚定信念，尽一切努力为我治疗，这也给了医护团队莫大的信心与支持。术后第19天，我成功脱离了有创呼吸机，改用无创呼吸机，转入肺移植病房继续进行康复治疗。

大量使用抗生素（多黏菌素B）让我的皮肤变得黝黑。当时，我已经虚弱到无法自主咳痰，每天需要多次通过支气管镜吸痰。因为急性肾衰竭，每周我还需要进行两次床旁血液透析。多次肺部多重耐药菌感染让我的病情不断恶化，甚至曾因痰液堵塞而导致二氧化碳急性潴留、发生昏迷。幸运的是，肺移植科的医护团队每次都能及时抢救，使我转危为安。其间，我又因膈肌破裂，再次转入ICU治疗了5天。虽经每天2~3次的支气管镜吸痰、持续不断的静脉输液治疗，但肺部感染始终反反复复，像挥之不去的噩梦，这一度让我非常绝望。陈文慧主任和肺移植科的医护人员总是鼓励我学会自主咳痰，适当下地活动，不要总是卧床不起，说这样有助于控制肺部感染。对于卧床数月、瘦骨嶙峋且右半身偏瘫无力的我来说，下地活动实在困难。为此，我的姐姐特地从天津赶来，和父亲一起搀扶着我在病房里活动，母亲则推着输液杆跟随其后。就这样，我们一点点坚持，一天天进步，慢慢地，父亲一个人便可以搀扶我行走了。在肺移植科医护团队的悉心照料下,我的肺部感染终于好转,支气管镜吸痰的次数也越来越少。2018 年 8 月 3 日,经过 5 个月的治疗,我终于康复出院。随着时间的推移,我慢慢恢复了正常的生活,黝黑的皮肤也逐渐恢复了原来的颜色。

2020 年 7 月 7 日,我与爱人登记结婚(图 7-1),婚后的生活幸福美满。关于婚后是否生育,我们曾犹豫不决,担心长期服用抗排斥反应药物会影响胎儿健康。为此,我们专门咨询了陈文慧主任和妇产专家,得到的答复是可以要孩子,但要做好孕期检查。同年 10 月中旬,爱人怀孕了,看到她的肚子一天天变大,我感到无比幸福。

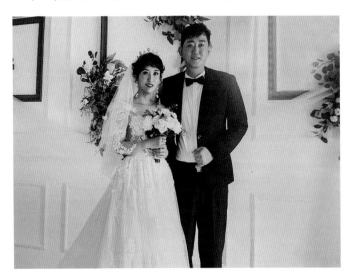

图 7-1 我结婚了

2021 年 6 月，我们的儿子出生了，体重 6.6 斤，健康可爱。看到孩子的第一眼，我激动得热泪盈眶，荣升为爷爷奶奶的父母也无比喜悦（图 7-2）。孩子取名为奕航，寓意精神饱满、一帆风顺。作为一名肺移植受者，每当我回忆起自己的重生之路，心中总是充满了对捐献者的感激之情。生命如此珍贵，我始终怀着感恩的心去面对经历的一切，这是无数汗水和泪水浇灌出的奇迹。我要感谢那些守护生命的医者，更要感谢我的父母，正是他们一路的辛酸与付出，才给了我第二次生命。感激之情，难以言表，唯有永记于心。

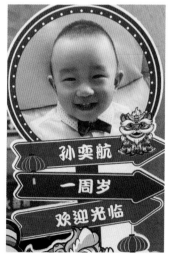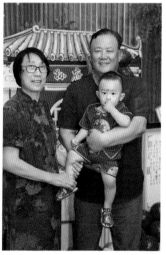

图 7-2　幸福的家人

二、肺移植后重返岗位，奉献心中热爱

我叫张小蔚，男，今年52岁，中共党员，在西安市碑林区张家村街道办事处工作。

2009年我因气喘在陕西省人民医院被确诊为肺间质纤维化，常年依靠药物治疗，病情较稳定。

2020年10月，辖区一处家属院住宅发生火灾，因职责所在，我进入了火灾现场并参与救援，当天下午就因连续出入火场、吸入大量有害气体，致使肺部严重损伤，诱发肺间质纤维化明显加重，西安交通大学第一附属医院出具病重通知书，病情发生了断崖式改变。住院治疗期间，我的病情来回反复，病危通知书一连下了三次。2021年上半年，我几乎都在医院里度过，直到当年5月底，病情进一步恶化，终日不能脱离吸氧。我的家人经多方咨询打听到北京的中日友好医院可以进行肺移植手术，而肺移植是目前像我这样的终末期肺疾病患者唯一行之有效的救命稻草，于是我连夜坐着救护车赶往北京。

我永远都不会忘记，2021年5月22日下午，在陈文慧主任的办公室，看完我的病历和CT片子后，陈主

任告诉我和家人,尽管这个病非常严重,药物治疗效果已经微乎其微,但也是有办法治疗的,只要及时进行肺移植手术,这个病是有救的,我的生活质量也会有很大改善。陈主任的话如同冬日里的一抹暖阳,让我看到了一线希望。正当壮年,但终日不能脱离吸氧、不能自由呼吸、生活不能自理,这让我饱受煎熬和痛苦。主任的这番话,不但给了我活下去的希望,而且挽救了我的家庭。在陈主任的关怀和协调下,当天我就住进了中日友好医院北区的 ICU 病房。

5 月 25 日我由 ICU 病房转入肺移植科普通病房,在等待肺源的过程中,每天陈主任、赵大夫和孙护士长都轮流在病床前对我嘘寒问暖,每一名管床医生、责任护士都是一天数次查房,密切观察我的病情变化。在病房里,我遇到了许大哥、张姐、高老弟,我们就像亲人一样,互相交流经验及手术注意事项,这让我做好了术前心理建设。

6 月 22 日晚,当接到第二天就要做移植手术的通知时,我又激动又紧张,更多的是忐忑。柯大哥第一时间来病房给我理发,小宋带领护工小王帮我的家属整理手术所用的物品。第二天早上,孙护士长亲自把我送到电梯口,看到我紧张的样子,她告诉我,等我手术结束了,她会在电梯口迎接我回病房。术后在ICU病房进行护理的5天当中,我被医生和护士们评为"最佳病人",并在术后的第3天奖励了我15毫升温开水,这15毫升温开水是我这一辈子喝过最甜最香的水。回到肺移植科病房后,陈主任、赵大夫更是时刻关注我的术后恢复情况,吃什么、喝多少,都不停地叮嘱,生怕吃不好影响肠胃功能,为后期的恢复埋下隐患。护工小王更是时时刻刻守护在我的身旁,几点喝水、几点用呼吸机、用多长时间、什么时候锻炼肺功能,都安排得井井有条。回到病房的第2天,我就可以下地行走,一周后就可以在楼下自由活动了(图7-3)。我重新获得了自由而顺畅的呼吸,在大家的共同努力下,术后28天我就顺利出院了。

出院后我每周都要去肺移植门诊检查他克莫司浓度,为了缩短在医院的排队和停留时间,每次陈主任都会提前叮嘱王药师帮忙开好各类化验单。经过3个月的院外观察,我于9月30日返回家乡,并于国庆节后回到了我所热爱的工作岗位(图7-4)。

我在出院后一直谨遵医嘱按时吃药,定时抽血化验,认真参加患者教育讲座,在互联网医院挂号问诊,陈主任、赵大夫都会在繁忙的临床工作之余,第一时间

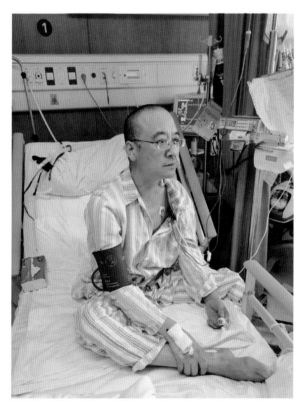

图 7-3 移植手术后的我

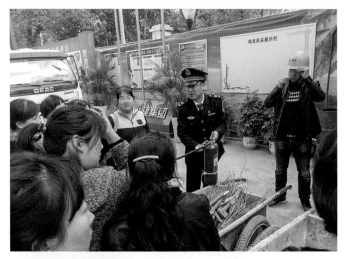

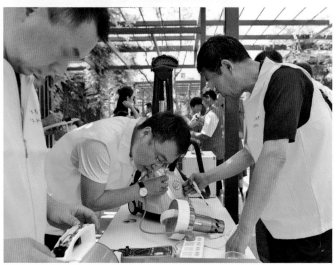

图 7-4　回到工作岗位

回复我的用药咨询,了解我的身体恢复情况。在大家的关心和支持下,我的身体恢复顺利。只有失去过健康才明白健康的珍贵,所以在身体允许的情况下我努力工作,积极回报社会,先后获得了全国"平安卫士"、陕西省劳动模范、陕西省最佳志愿者等荣誉(图7-5)。这些成绩的取得都离不开中日友好医院肺移植科全体医务人员的精心照护,这些成绩理应属于咱们中日友好医院肺移植团队。

感谢我的"移友"们,是大家的患难与共让我充满信心;感谢护工们的精心陪护,让我的术后康复得以顺利进行;更要感谢亲爱的白衣天使们,陪我一起经历痛苦,见证奇迹,给了我第二次生命!

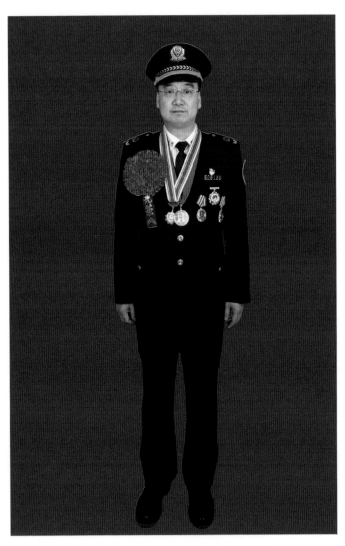

图 7-5　带着"新肺"我将继续发光发热

跋　迎风起舞　志高向远

1979年,北京,国内首例人体肺移植手术在这里实施。它像一枚带有珍贵基因的种子深深地根植在这片土地里。2017年3月,这枚种子沐浴着共和国明媚的春光,破土发芽,迅速成长。如今,仅仅七年过去,这株小苗栉风沐雨,奋力向上,已枝繁叶茂,挺拔苗壮,呈现出旺盛的生命力。回首来看:

这七年,是北京中心克难求进、奋力前行的七年。

这七年,是北京中心不懈探索、科学发展的七年。

这七年,是北京中心上下同心、不断取得喜人成果的七年。

这七年,是值得回首盘点、对未来充满希望和憧憬的七年。

这七年,北京中心快速、健康地发展,国内外交流学习频繁,积极推动了肺移植项目在更大范围的研究与开发,扬起快速发展的风帆。可以说,用蓄势待发、风起云涌、雨后春笋,来形容当前和未来几年肺移植发展的形势都不为过。这是肺病患者的巨大福音,也是我国肺移植发展的一个重要节点。这也是北京中心的

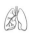

一个贡献！"救死扶伤，以患者生命为第一要务，当好生命接力人"一直是我们的不懈追求。

三国时期，吴国有位名医叫董奉，他不仅医术精湛，而且医德高尚。他对上门求医者不收钱粮，只要求患病轻者在山坡栽种杏树一棵，重者栽种杏树五棵。几年后，那山上杏树满坡。每当春天到来，一场春雨一片碧绿，那房前屋后到处盛开的杏花，花繁似海，占尽春色，分外壮观。望着这满眼绚烂、多姿多彩的生命之花，人们脸上露出鲜花般的笑容，人生是多么美好！活着是多么美好！做一个能为患者解除病痛，让每个人都健康快乐生活的医者多么美好！

人的生命只有一次，我们知道医者肩负的使命。我们要俯身躬行，虚心求进，不负众望，不枉年华，向着更高、更远的目标不断前进，不辱使命，捧着仁心来，送去杏林暖，做志存高远的生命接力人！

陈文慧

2024 年 10 月

55